LA RAGE

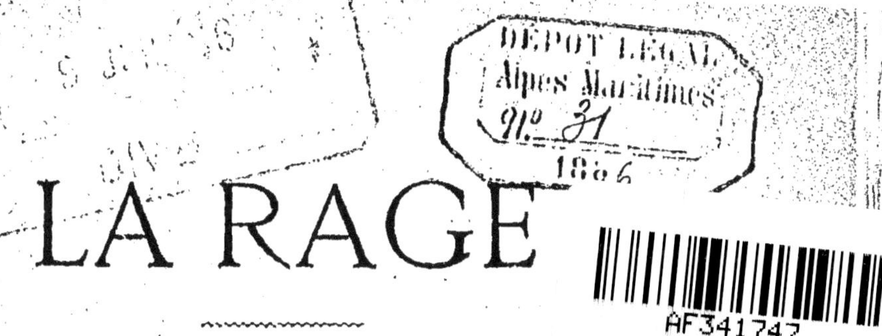

BIOGRAPHIE ET TRAVAUX

DE

PASTEUR

NOTIONS GÉNÉRALES SUR LA RAGE

CONSIDÉRÉE CHEZ L'HOMME

ET CHEZ DIFFÉRENTES ESPÈCES ANIMALES

LÉGISLATION ET POLICE SANITAIRE

par

PORTANIER

MÉDECIN-VÉTÉRINAIRE

NICE

IMPRIMERIE AB. VITERBO, 14 ET 16, RUE HALÉVY

LA RAGE

BIOGRAPHIE ET TRAVAUX DE PASTEUR

NOTIONS GÉNÉRALES SUR LA RAGE

LÉGISLATION ET POLICE SANITAIRE

LA RAGE

BIOGRAPHIE ET TRAVAUX

DE

PASTEUR

NOTIONS GÉNÉRALES SUR LA RAGE

CONSIDÉRÉE CHEZ L'HOMME

ET CHEZ DIFFÉRENTES ESPÈCES ANIMALES

LÉGISLATION ET POLICE SANITAIRE

par

PORTANIER

MÉDECIN-VÉTÉRINAIRE

NICE

IMPRIMERIE AB. VITERBO, 14 ET 16, RUE HALÉVY

PRÉFACE

Depuis quelque temps, l'opinion publique s'est grandement occupée de la terrible maladie engendrée par la morsure des chiens enragés et du traitement auquel M. Pasteur soumet avec tant de succès ceux qui en sont victimes.

Un souscription ouverte tout récemment pour édifier un établissement où seront recueillies et soignées les personnes mordues par des animaux enragés, a déjà atteint un chiffre considérable. On peut le prévoir, désormais l'Institut Pasteur ne sera plus seulement une œuvre exclusivement nationale, mais il sera, par dessus tout, un monument universel.

L'affluence des personnes qui viennent au laboratoire de la rue d'Ulm est énorme. De tous les coins de l'Europe et de l'Amérique, l'on adresse au savant français des lettres de remerciements et de félicitation.

Tout le monde connaît l'effroyable maladie que l'on appelle la Rage ; tout le monde sait aussi que c'est généralement le chien qui, par ses morsures, communique à l'homme cette terrible affection.

Il a paru utile d'indiquer succinctement les

divers signes extérieurs qui permettent de reconnaître si un chien est atteint de rage ; de faire connaître et l'historique de cette maladie et la méthode suivie par Pasteur pour arriver à en établir la prophylaxie.

Certes, les ouvrages traitant de la rage ne manquent pas, ils sont peut-être même trop nombreux, mais, en général, ces ouvrages sont trop descriptifs, trop longs à lire et, faut-il le dire, trop scientifiques pour les personnes qui ne sont pas initiées à l'étude de la pathologie.

Je n'ai pas la prétention d'apprendre quelque chose de nouveau aux médecins, ainsi qu'aux personnes qui s'occupent de sciences. Tout ce que contient cette brochure se trouve dans les ouvrages de médecine-vétérinaire et notamment dans le TRAITÉ DES MALADIES CONTAGIEUSES DES ANIMAUX DOMESTIQUES, par M. Gallier, dans le DICTIONNAIRE DE MÉDECINE-VÉTÉRINAIRE, par M. Zundel et surtout dans les BULLETINS PUBLIÉS PAR L'ACADÉMIE DE MÉDECINE.

Mon but a été de résumer, sous une forme concise et à la portée de tous, les éléments nécessaires pour donner les premiers soins et parer aux plus pressantes difficultés.

M. Pasteur étant le savant qui s'est le plus occupé de la question si importante de la rage, j'ai cru satisfaire mes lecteurs en insérant dans cette brochure la biographie du savant professeur, biographie extraite en partie du rapport lu par M. Paul Bert à la Chambre des députés.

Dans l'avant-propos, j'ai donné quelques idées générales sur ce que l'on entend par VIRUS, CONTAGES, MICROBES, VACCINATION, INCUBATION, etc. Ces notions étaient nécessaires pour l'intelligence du sujet que je devais traiter.

Dans la description de la rage, j'ai omis à dessein une foule d'observations, pour la plupart trop scientifiques, ou qui exigeaient des connaissances médicales trop approfondies.

J'ai écarté aussi toutes les discussions et tous les faits qui ne sont pas suffisamment hors de conteste.

Qu'il me soit permis de témoigner ici ma profonde reconnaissance et mes sincères remerciements à MM. le docteur Prompt et l'abbé Barneaud qui ont bien voulu m'éclairer de leurs lumières et de leurs conseils.

Si l'œuvre que je livre au public n'est point irréprochable, j'espère qu'elle pourra être utile à plusieurs et c'est pourquoi il me sera permis de compter sur l'indulgence sympathique de mes lecteurs. C'est sur la demande de la SOCIÉTÉ PROTECTRICE DES ANIMAUX que je publie ces pages et je les mets entièrement sous le haut patronage de cette institution qui a déjà tant de droits à la reconnaissance et à l'estime de l'humanité.

PORTANIER, vétérinaire.

AVANT-PROPOS

CONTAGION. — On donne le nom de *maladies contagieuses*, à des affections susceptibles de se transmettre, de se propager d'un individu à un autre au moyen d'une semence dite *Contage* ou *Virus*.

Ces maladies assez nombreuses et assez fréquentes ne se développent jamais *spontanément*. Les causes ordinaires qui peuvent faire naître une pleurésie, une pneumonie, une entérite, etc., c'est-à-dire une maladie inflammatoire quelconque, sont absolument incapables de provoquer une affection contagieuse. Le refroidissement, l'absorption d'un poison, les longues fatigues, l'altération des aliments ou des boissons, l'insuffisance de l'alimentation etc., ne produisent jamais une maladie virulente, comme on l'a cru pendant longtemps.

Qui dit contagion, dit transmission de la maladie d'un animal à un autre, c'est-à-dire transmission du germe, du virus qui caractérise la maladie.

La contagion peut être *immédiate* ou *médiate*. Immédiate, quand le malade touche directement l'animal sain et lui transmet ainsi lui-même le germe de la maladie. Exemple : morsure par un chien enragé. La contagion est médiate lorsqu'elle se fait non pas par le malade lui-même, mais par des objets intermédiaires, tels que les aliments, les boissons, l'air, etc.

Virus. Le *virus* est un être infiniment petit, animé, jouissant de la vie et pouvant se régénérer, se multiplier. C'est l'agent essentiel, indispensable pour la contagion. Dans un organisme animal, le virus se multiplie et comme conséquence de cette multiplication, il provoque une maladie toujours indentique.

Chaque maladie contagieuse a son virus propre; par conséquent, le même virus provoque toujours le même état morbide.

Les virus ne changent pas de propriété, ils sont spécifiques.

L'étude des virus est toute récente. Les savants qui se sont tout spécialement occupés de cette question sont : Davaine, Pasteur, Chauveau, Toussaint, Koch, Klein, Klebs, etc.

Il y a une différence essentielle entre un virus et un poison ou un venin, et cette différence est indiquée dans le tableau suivant :

VIRUS	VENIN OU POISON
Insoluble dans les liquides.	Soluble dans les liquides.
Être animé et figuré.	Être inanimé non figuré.
Son action sur l'économie est tardive et non-proportionnelle à la quantité absorbée.	Son action sur l'organisme est immédiate et proportionnelle à la quantité absorbée.
Il y a une période d'incubation.	Pas de période d'incubation.
Se mu'tiplie, se développe dans l'économie.	Ne se multiplie pas. La quantité absorbée reste toujours la même.
Détermine une maladie contagieuse.	Détermine une maladie inflammatoire non contagieuse.

Les virus siégent tantôt dans les produits de sécrétion morbide, comme dans le pus; tantôt dans certains produits de sécrétion physiologique comme dans le lait, la salive; tantôt enfin ils se trouvent dans toutes les parties de l'organisme malade.

Les virus ainsi produits par l'animal malade sont généralement éliminés au dehors. Là, les uns se détruisent d'eux-mêmes ne pouvant résister longtemps au contact de l'air ou de l'eau; d'autres se conservent plus ou moins longtemps, et, si pendant cet état de conservation, ils sont ingérés, inhalés, il y a contagion et plus tard reproduction de la maladie.

Certaines circonstances favorisent la contagion, telles sont : la malpropreté, le défaut de désinfection, le défaut de mesures hygièniques, l'excès de travail, les boissons altérées, l'alimentation avariée, etc., etc.

Les virus s'introduisent dans un organisme sain par la peau, surtout lorsqu'elle est dénudée, excoriée; par les muqueuses et par les plaies (morsures, piqûres, etc.).

Mis en contact avec ces surfaces (peau, muqueuses, plaies) les virus sont absorbés par *endosmose*, pénètrent dans le sang et sont transportés ensuite dans toutes les parties de l'économie.

Introduits dans un organisme apte à leur multiplication, ils s'y multiplient, et dans un temps plus ou moins éloigné (*période d'incubation*), ils déterminent une maladie ; on dit alors qu'il y a *réceptivité*.

Il peut arriver que la maladie ne se produise pas, quoique les virus soient absorbés : on dit alors que l'animal est *réfractaire* ou qu'il jouit de l'*immunité*.

La réceptivité des animaux dépend de la nature des contages, des espèces animales, du tempérament, de l'âge, de l'hygiène, etc.

L'immunité peut durer plus ou moins longtemps, elle peut être complète ou incomplète.

Elle est ou *naturelle*, ou *acquise* après une première atteinte de la maladie, ou *conférée* après une inoculation préservatrice.

INOCULATION PRÉSERVATRICE OU VACCINATION

La vaccination est la transmission artificielle d'une maladie contagieuse à un individu sain.

Elle consiste à inoculer un virus dont la force vitale a été tellement affaiblie que dorénavant la maladie à laquelle ce virus donne naissance se présentera avec un caractère bénin, tout en conférant l'immunité.

L'étude de la vaccination comprend plusieurs points importants :

1º Découvrir la présence du virus qui détermine la maladie contagieuse ; 2º isoler ce virus ; 3º étudier ses propriétés physiologiques ; 4º faire agir sur lui différents agents (chaleur, froid, humidité, sécheresse, agents chimiques, etc., etc.) de manière à modifier, à atténuer sa vitalité ; 5º examiner si l'inoculation de ce virus ainsi atténué confère l'unmunité, tout en ne donnant lieu qu'à une affection bénigne.

La vaccination est basée sur le principe suivant : une maladie virulente, quelle que soit sa force et son intensité, possède la propriété de laisser après elle une immunité plus ou moins longue. Ainsi la vaccination du choléra a pour but d'inoculer à un individu, un virus cholérique très atténué, de manière à provoquer l'apparition d'un choléra bénin, lequel conférera l'immunité, c'est à-dire rendra le même individu inapte à se prêter de nouveau au développement d'une seconde atteinte cholérique quelque forte qu'elle soit.

Si l'on porte le virus du charbon, cette terrible maladie qui ravage nos animaux domestiques, a la température de 42° et au contact de l'air, sous l'influence de la chaleur et de l'oxygène de l'air, ce virus charbonneux se modifie profondément, sa force vitale diminue ; en un mot il *s'atténue*. Ce virus ainsi atténué et inoculé à un animal, donne naissance à un charbon bénin qui ne fait point mourir et qui cependant préserve l'inoculé pendant un temps plus ou moins long, de l'atteinte mortelle du charbon naturel. L'animal est dit alors *vacciné* du charbon.

M. PASTEUR

Louis Pasteur est né à Dôle le 27 décembre 1822. Son père qui était tanneur de son état, occupait dans cette ville une très modeste maison, ornée aujourd'hui d'une plaque commémorative portant l'inscription suivante : « Ici est né Louis Pasteur le 27 décembre 1822. »

Après de brillantes études au collège de Besançon, il fut admis comme maître auxiliaire, puis comme professeur à l'Ecole normale supérieure de Paris. Ses aptitudes pour l'étude de la chimie, les nombreuses recherches auxquelles il se livra de bonne heure, le firent bientôt admettre à l'école des Deville, des Boussingault, etc.

Ce fut par ses travaux, très importants du reste, qu'il sut attirer sur lui l'estime et la considération des savants les plus illustres de son époque.

Les travaux qui ont conduit M. Pasteur à s'engager dans la carrière physiologique sont surtout ceux qu'il a entrepris vers

1861 sur la question des *générations spontanées*. A cette époque le moindre savant était préoccupé de la découverte encore récente et encore contestée des générations alternantes du tœnia. Plusieurs médecins éminents se refusaient à admettre la réalité de ce fait et me dit mon ami, M. le Dr Prompt : « J'ai entendu moi-même en 1863, M. Grisolle dire à l'Hôtel-Dieu qu'il ne fallait pas se faire illusion sur tout cela, que les vers intestinaux naissaient certainement par génération spontanée, et qu'on ne parviendrait jamais à prouver le contraire. »

Le courant d'opinions, produit par une routine ancienne et par des préjugés invétérés, se fortifiait à l'aide de préoccupations empruntées aux croyances religieuses, et, il faut bien le dire, aux passions politiques.

Darwin venait de publier son grand ouvrage sur la *Sélection* ; ses admirateurs qui allaient à cette époque beaucoup plus loin que lui-même, en avaient conclu que l'homme est un descendant perfectionné des grands mammifères, que ceux-ci ont à leur tour pour ancêtres des animaux moins élevés dans l'échelle des êtres, et qu'à l'origine des choses, les premiers représentants du monde de la vie naquirent par génération spontanée et sous la forme d'individus très inférieurs, tels que les infusoires que nous observons encore aujourd'hui au microscope. Pour donner plus de poids à cette théorie, on soutenait volontiers que la génération spontanée des infusoires n'a jamais cessé d'avoir lieu et qu'elle se produit chaque jour dans les phénomènes de la putréfaction et de la fermentation.

Les partisans du matérialisme et de la libre-pensée appuyaient avec énergie ces croyances scientifiques. L'école positiviste marchait à leur suite avec d'autant plus de vivacité qu'elle reconnaissait pour chefs en France, MM. Littré et Robin et que ce dernier soutenait alors contre Wirchow et il faut le dire, contre toute l'Europe savante, la thèse analogue de la *génération spontanée des cellules.*

Le gouvernement et surtout le clergé avaient pris parti dans la querelle de la manière la plus bizarre et la plus déraisonnable. Paris était partagé en deux camps. Les cléricaux et les monarchistes ne pouvaient parler sans horreur de la génération spontanée quoique d'ailleurs ils fussent incapables de savoir ce que c'était.

Les libéraux et les matérialistes soutenaient l'opinion contraire. Les savants se rangeaient d'un côté ou de l'autre, et il faut avouer que la plupart d'entre eux cédaient à la routine ou aux préjugés ou même aux opinions de parti. Ils mettaient, en effet, absolument de côté les données de l'expérience et les faits observés dans le laboratoire.

Là dessus, l'Académie des Sciences proposa pour sujet de prix la question des *générations des infusoires*. M. Pasteur se mit sur les rangs, malgré les instances de Dumas, son maître et son ami, qui craignait de le voir s'engager dans une voie sans issue où il courait le risque de perdre son temps à traiter une question insoluble.

Il présenta un mémoire qui fut couronné et dans lequel il tranchait la question en faveur de ceux qui admettaient dans sa généralité l'axiome physiologique : *omne vivum ex ovo* (tout être provient d'un germe). M. Pasteur soutint que l'infusoire, comme tous les êtres vivants, naissait d'un germe produit par quelque autre infusoire préexistant.

Le système de M. Pasteur peut se résumer ainsi : Les germes qui donnent naissance aux infusoires sont répandus dans l'air ; ce qui le prouve, c'est que si l'on empêche l'accès de l'air dans les liquides qui donnent naissance à ces êtres microscopiques, les infusoires ne se développent pas.

⁕

Une querelle très passionnée s'engagea entre M. Pasteur et ses contradicteurs, parmi lesquels il faut citer en première ligne M. Pouchet et M. Meunier. Beaucoup d'expériences furent pratiquées de part et d'autre.

La principale objection aux idées de M. Pasteur fut présentée par Pouchet. Si les germes sont dans l'air, disait ce naturaliste, on devra les y retrouver en examinant l'air au microscope. Or, c'est ce qui n'a pas lieu. L'air contient diverses poussières organiques ou inorganiques ; il ne renferme ni êtres vivants microscopiques, ni sporules, ni œufs, ni germes d'aucune espèce.

Depuis cette époque, les analyses microscopiques de l'air se sont perfectionnées beaucoup et la théorie de M. Pouchet qui demeurait sans réplique en 1863, ne pourrait plus être soutenue aujourd'hui. L'étude des microbes de l'air est devenue un des travaux d'analyse qui se pratiquent journellement dans les laboratoires. On ne se demande plus à présent si ces petits corps existent ou n'existent pas ; on s'occupe déjà de les classer, de les compter et d'en faire de véritables statistiques.

Quant aux préoccupations religieuses qui furent soulevées si mal à propos au sujet des générations spontanées, elles n'existent plus. Les étranges coalitions qui existaient alors se sont détruites par la force même des choses. La génération spontanée de la cellule a cessé d'être en question ; elle n'est plus admise par personne ; le darwinisme compte aujourd'hui plus de partisans parmi les cléricaux que parmi les libres-penseurs, enfin les professeurs qui tenaient à la génération spontanée des entozoaires ont tous cessé de vivre et leurs idées n'ont pas trouvé d'héritiers disposés à les recueillir.

Cependant M. Pasteur a conservé une bonne partie des haines politiques dont il avait provoqué l'explosion, il y a un quart de siècle, et cela explique l'animosité avec laquelle M. Rochefort, M. Meunier et quelques autres publicistes s'élèvent encore aujourd'hui contre sa personne et ses travaux.

Au moment où l'on discutait sur le principe des fermentations, plusieurs théories étaient en présence. Le savant de Dôle reconnut le premier que la *fermentation acétique* est due à un animalcule, à un ferment spécial chargé de fournir de l'oxygène.

Comme conséquences pratiques de cette découverte, Pasteur a donné les règles de la fabrication du vinaigre et de la bière; il a expliqué et donné un remède à différentes maladies du vin et de la bière (l'aigre, l'amer, la graisse, la pousse, etc.).

·✳·

« Tous les tonneaux, sans exception, dans le système de fabrication du vinaigre d'Orléans, sont remplis d'anguillules, et, comme on ne les enlève jamais que partiellement, leur nombre est quelquefois prodigieux. Or, ces animaux ont besoin d'air pour vivre, d'autre part mes expériences établissent que l'acétification ne se produit qu'à la surface du liquide, dans un mince voile de mycoderme, qui se renouvelle sans cesse. Supposons ce voile bien formé, en travail d'acétification active : tout l'oxygène qui arrive à la surface du liquide est mis en œuvre par la plante, qui n'en laisse pas du tout aux anguillules; celles-ci alors se sentent privées de la possibilité de respirer et, guidées par un de ces instincts merveilleux dont tous les animaux nous offrent à des degrés divers de si curieux exemples, se réfugient sur les parois du tonneau, où elles viennent former une couche humide, blanche, épaisse de plus d'un millimètre, haute de plusieurs millimètres, tout animée et grouillante. Là seulement ces petits êtres peuvent respirer. Mais on comprend bien que ces anguillules ne cèdent pas facilement la place au mycoderme; j'ai maintes fois assisté à la lutte qui s'établit entre elles et la plante. A mesure que celle-ci, suivant les lois de son développement, s'étale peu à peu à la surface, les anguillules venues au-dessous d'elle et souvent par paquets, s'efforcent de la faire tomber dans le liquide sous la forme de lambeaux chiffonnés. Dans cet état, elle ne peut plus acétifier l'alcool, car une fois que la plante est submergée et sans rapports avec l'air, son action est nulle ou insensible. Je ne doute pas que presque toutes les maladies des tonneaux, dans le procédé d'Orléans, ne soient causées par les anguillules et que ce ne soient elles qui ralentissent et souvent arrètent l'acétification. »

Bientôt après, il donna l'exposé et les explications des fermentations lactique, butyrique, etc. Voici comment M. Pasteur lui-même a exposé l'origine des fermentations : « Si les êtres microscopiques, plantes et animaux disparaissaient de notre globe, la surface de la terre serait encombrée de matières mortes et de cadavres de tout genre. Ce sont eux principalement qui donnent à l'oxygène de l'air ses propriétés comburantes. Sans eux la vie deviendrait impossible, parce que l'œuvre de la mort serait incomplète. Après la mort, la vie reparaît sous une autre forme, et avec des propriétés nouvelles. Les germes, partout répandus, des êtres microscopiques, commencent leur évolution et, à leur aide et par l'étrange faculté qui leur est inhérente, l'oxygène se fixe en masses énormes sur les substances organiques que ces êtres ont envahies, et en opère peu à peu la combustion complète. On pourrait les comparer aux globules du sang, qui viennent s'imprégner d'oxygène dans les poumons et le portent ensuite dans les profondeurs de l'organisme pour y brûler, à des degrés divers, les principes vieillis de l'économie. »

**

Comparant avec juste raison les fermentations aux maladies contagieuses, M. Pasteur posa le principe suivant : *Toutes les fermentations comme toutes les maladies infectieuses sont produites par le développement d'un microbe spécial.* C'est ce principe qui a renversé les vieilles théories médicales, bouleversé l'histoire des maladies et suggéré les grandes découvertes modernes qui ont porté si haut la gloire de Pasteur.

Le professeur de l'Ecole normale a démontré la réalité du principe posé en faisant voir que la *pébrine* et la *flâcherie* étaient deux affections microbiennes.

Ces deux maladies exerçaient leurs ravages dans le bassin du Rhône, où les vers à soie, source de si grandes richesses, périssaient en masse. Malgré des études très complexes, l'on n'avait encore pu déterminer l'essence, c'est-à-dire la nature, l'origine et le développement de ces affections.

Les observations et les expériences de Pasteur démontrèrent qu'il s'agissait de deux maladies microbiennes, c'est-à-dire contagieuses.

La prophylaxie devint dès lors facile et l'industrie de la soie put reprendre le cours et le progrès momentanément suspendus. Ces deux premières découvertes de Pasteur : fabrication et conservation du vinaigre, de la bière et du vin ; études des maladies des vers à soie et moyens de les guérir, lui valurent de la part du gouvernement français une récompense nationale (juillet 1874).

En même temps qu'il découvrait les microbes de la Pébrine et de la Flâcherie, le savant professeur commençait ses études sur le *charbon*. Cette terrible maladie frappait à cette époque avec une violence inouïe notre bétail français. Les pertes que les éleveurs éprouvaient, se comptaient par millions de francs et, malgré toutes les mesures prises, le charbon faisait tous les jours de nombreuses et nouvelles victimes.

En reconnaissant sa nature microbienne, Pasteur donna les règles d'une désinfection sérieuse. Dès lors les pertes diminuèrent très sensiblement et l'agriculture fut encore une fois sauvée d'un grand danger. Poursuivant sans relâche ses travaux relatifs aux autres maladies virulentes, Pasteur a démontré que le *rouget du porc*, le *choléra des poules*, la *septicémie*, la *rage*, etc., sont dus au développement de microbes spéciaux, qu'il a décrits et définis comme il l'avait fait jadis pour ceux de la fermentation acétique, de l'amer des vins, de la pébrine, de la flâcherie, des fermentations lactiques, butyriques, etc.

Ses élèves ont depuis reconnu que la fièvre typhoïde des chevaux, la péripneumonie contagieuse, la morve, la fièvre typhoïde de l'homme, la variole, la syphilis, le choléra, etc., etc., ont une même origine microbienne. Les microbes de toutes ces maladies existent car on peut les voir et les étudier au microscope.

·✳·

.En démontrant que chaque maladie contagieuse est due au développement d'un microbe spécial, Pasteur a donné les règles pour mettre le bétail à l'abri des contaminations. D'autre part, le docteur Guérin, imbu des idées de Pasteur, a institué en 1870 un pansement célèbre qui a rendu beaucoup de services dans les amputations et qui, en temps de guerre, a déjà assuré la guérison d'un grand nombre de blessures. Le grand chirurgien écossais Lister, à la méthode de pansement duquel tant de malades doivent la vie, reconnaît devoir son procédé aux études de l'illustre professeur français. La chirurgie est donc redevable de plusieurs services aux brillantes recherches de Pasteur.

⁂

Le savant de Dôle ne s'est pas seulement contenté de décrire et de définir un certain nombre de microbes, il a de plus cherché à atténuer l'action vitale, la force de ces microbes et produire ainsi la *vaccination* d'un certain nombre de maladies contagieuses. La première découverte de l'atténuation des virus et de la préparation des vaccins a été faite à l'occasion du *choléra des poules*. Le succès ayant couronné le travail, Pasteur chercha à atténuer la bactéridie charbonneuse, c'est-à dire à vacciner le charbon (février et mars 1881).

La première expérience de la *vaccination charbonneuse* faite sous les yeux du public et sur un grand nombre de sujets eut lieu à Pouilly-le-Fort, près Melun, le 5 mai 1881. L'épreuve fut absolument décisive ; l'enthousiasme fut immense. « On peut donc affirmer sans crainte d'exagération, disait-on dès lors, que la terrible maladie — le charbon — est vaincue. La vaccination bien conduite la fera disparaître un jour, et M. Pasteur a eu raison d'écrire qu'elle deviendra aussi inconnue à l'Europe que l'est aujourd'hui la lèpre et que l'était jadis la variole. » (P. Bert.)

Veut-on savoir quelle est l'importance pratique d'un tel résultat ?

Voici ce que j'extrais de l'ouvrage intitulé *Microbes et Maladies*, écrit par le docteur Klein de Londres.

« En 1881, année de la découverte de la vaccination charbonneuse, il y a eu en France 33,946 animaux vaccinés par la méthode pastorienne ; en 1882, un an après, il y en a eu 399,102 ; en 1883, 503,439.

Par rapport à la mortalité, les animaux vaccinés sont morts dans la proportion de 1 sur 997 et les animaux non vaccinés dans la proportion de 1 sur 82.

En 1883, sur 3,653 moutons vaccinés,

pas un n'a succombé et sur 2,867 non vaccinés, il y a eu 151 morts. »

De pareils résultats sont véritablement extraordinaires. « Tyndall rapporte que dans le seul district de Novgorod, en Russie, de 1867 à 1870, il mourut 56,000 chevaux, bœufs, moutons et 528 hommes, du charbon. »

La perte annuelle des moutons en Beauce était estimée en 1842 à une valeur de 9 millions de francs. Elle n'atteint pas aujourd'hui, après la vaccination, la valeur de 1 million 1/2 à 2 millions. On estimait en moyenne à 30 millions de francs par an la perte totale des animaux charbonneux pour toute la France ; avec la vaccination on a calculé que ce chiffre pourra descendre à moins de 12 millions.

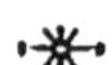

Après la vaccination charbonneuse, fut propagée la *vaccination du rouget du porc*. En 1882, on a évalué à 20,000 le nombre de porcs qui ont péri du rouget dans les départements de l'Ardèche et de Vaucluse. Après la découverte de Pasteur, ce chiffre est descendu à 7,000.

Après le rouget du porc, nous en sommes venus à la *vaccination de la rage*. Il serait superflu d'indiquer ici l'importance de cette dernière découverte. Cette importance ne doit échapper à personne, car tout le monde connaît les terribles progrès que fait tous les jours la rage et les nombreuses victimes qu'elle occasionne parmi les hommes comme parmi les animaux.

Tel est, en peu de mots, le résumé des plus brillantes découvertes qui ont valu à Pasteur une pension annuelle de 25,000 francs comme récompense nationale (juillet 1883).

« En résumé, dit M. Paul Bert, les travaux de M. Pasteur, ceux du moins qui ont trait au développement des êtres microscopiques et à ses conséquences, peuvent être classés en trois séries. Ils constituent trois grandes découvertes.

La première peut être formulée ainsi : *Chaque fermentation est le produit du développement d'un microbe spécial.*

La seconde a pour formule : *Chaque maladie infectieuse* (celles au moins étudiées par M. Pasteur et ses disciples immédiats) *est produite par le développement dans l'organisme d'un microbe spécial.*

La troisième peut être exprimée ainsi : *Le microbe d'une maladie infectieuse, cultivé dans certaines conditions déterminées, est atténué dans son activité nocive ; de virus, il est devenu vaccin.*

Comme conséquences pratiques de la première découverte, M. Pasteur a donné les règles de la fabrication du vinaigre et de la bière, et il a montré comment on peut préserver la bière et le vin contre les fermentations secondaires qui les amènent à l'aigre, à l'amer, à la graisse, à la pousse et s'opposent à leur transport et même souvent à leur conservation sur place.

Comme conséquences pratiques de la seconde, M. Pasteur a donné les règles à suivre pour mettre les troupeaux à l'abri des contaminations charbonneuses, et les vers à soie à l'abri des maladies qui les détruisaient. Les chirurgiens, d'autre part, sont arrivés en la prenant comme guide, à faire disparaître à peu près complètement les érysipèles et les infections purulentes qui, jadis, amenaient la mort de tant d'opérés.

Comme conséquences pratiques de la troisième, M. Pasteur a donné les règles à suivre pour préserver, et a préservé, en effet, les chevaux, les bœufs et les moutons de la maladie charbonneuse qui en tue chaque année en France pour une vingtaine de millions de francs. Les porcs vont être également mis à l'abri du rouget qui les décime, et les oiseaux de basse-cour, du choléra qui fait parmi eux de terribles ravages. Tout fait espérer que la rage sera, elle aussi, bientôt domptée.

Enfin, la méthode générale des cultures et des atténuations permettra bientôt, on peut en être certain, de se rendre maître de toutes les maladies transmissibles aux animaux.

La morve et la peste bovine, pour ne citer que les plus redoutables, seront assurément, et dans un temps peut-être prochain, conjurées par des vaccinations. Déjà la préservation des bœufs contre le charbon symptômatique, due à la belle découverte de MM. Arloing, Cornevin et Thomas, est une importante conséquence des théories de M. Pasteur.

Tel est l'incomparable ensemble de découvertes dont on ne sait lequel on doit le plus admirer, ou l'importance théorique, ou l'utilité pratique que présente l'œuvre scientifique de M. Pasteur. Nous nous reprocherions d'insister et de diminuer, par l'expression d'un enthousiasme bien justifié cependant, l'impression que doit produire cette énumération extraordinaire.

Et cependant, nous ne pouvons nous empêcher de rapporter ici les paroles du célèbre naturaliste Huxley, s'écriant, dans une leçon publique faite à l'Institution royale de Londres : « *Les découvertes de M. Pasteur suffiraient, à elles seules, pour couvrir la rançon de guerre des cinq milliards payés par la France à l'Allemagne en 1870.* »

En terminant, nous appelons l'attention sur ce fait que les expériences sur lesquelles sont basées toutes ces découvertes sont, au milieu de leur infinie délicatesse, les plus dangereuses qui se puissent imaginer.

La mort est là, partout, menaçant l'opérateur ; à la plus légère imprudence, pour une écorchure si légère qu'elle soit. Et quelle mort ! Le charbon, la septicémie, la rage ! Les plus braves tremblent en y pensant. Qui donc, devant un tel courage, en présence de merveilles qui font tant d'honneur à la France, la mettent à l'abri de tant de fléaux et lui créent tant de sources de richesses, ne proclamerait qu'à la juste récompense nationale décernée en 1874, il est plus juste encore d'en ajouter une nouvelle.

Qu'il nous soit permis de reproduire ici la parole de l'illustre Pitt, exposant à la Chambre des Communes le projet de loi qui accordait à Jenner une récompense nationale :

« Votez, Messieurs, jamais votre reconnaissance ne s'élèvera à la hauteur du service rendu. »

✳

Je ne saurai terminer cette courte biographie sans dire un mot des luttes scientifiques qu'a dû soutenir Pasteur pour faire triompher ses idées. Lorsque en 1874, il fut l'objet d'une récompense nationale, il se forma une véritable ligue contre le savant français. Le chef, l'initiateur de cette ligue fut le célèbre Koch, de Berlin. Dans un journal scientifique allemand, le professeur de Berlin écrivit une véritable diatribe violente où l'on reconnait, non pas le savant qui juge, mais bien l'homme passionné, se destituant de tout sentiment de justice, et ne semblant viser qu'un but: celui d'abaisser l'homme supérieur dont les découvertes offusquaient son esprit et étaient pour son orgueil une blessure toujours avivée. Depuis lors, la lutte entre les deux savants continue. Le vainqueur de 1870 est jaloux du vaincu. Il cherche à contester, à nier ou à amoindrir les découvertes du savant français.

Le 5 septembre 1882, au Congrès scientifique de Genève, les deux savants se trouvèrent en présence. Pasteur voulut profiter de cette occasion pour répondre publiquement aux attaques de M. Koch et l'amener à venir faire amende honorable de toutes les injustices de ses appréciations : « Permettez-moi, dit-il, de choisir parmi mes contradicteurs le docteur Koch, de Berlin...

« Si les Congrès sont un terrain de rapprochement, de conciliation, ils sont au même degré un terrain de discussion courtoise. Nous sommes tous animés d'une passion supérieure, la passion du progrès et de la vérité. »

Koch déclina l'invitation qui lui était offerte, se retira sans dire un mot, et, de retour à Berlin — au milieu des siens — il continua ses publications hautaines, violentes et injustes.

ÉTUDE

sur

LA RAGE

I

CONSIDÉRATIONS GÉNÉRALES

La rage est une maladie contagieuse, virulente, caractérisée par des symptômes nerveux, accompagnée souvent de fureur et pouvant se transmettre à l'homme et à la plupart des animaux. Elle est contagieuse, c'est-à-dire se communique d'un individu à un autre ; elle est virulente, c'est-à-dire déterminée par la présence d'un *virus* dans l'organisme. Elle n'est pas toujours accompagnée de fureur, surtout au début, et cependant la virulence, le danger n'en existent pas moins.

On désigne quelquefois la rage sous le nom d'*hydrophobie* ; mais ce mot est tout à fait impropre, car il repose sur la croyance que les animaux enragés ont horreur de l'eau, ce qui est absolument inexact.

·✳·

Maladie très grave, toujours mortelle, lorsque le malade est abandonné à lui-même, la rage peut se transmettre non seulement aux animaux qui nous entourent : chiens, chats, chevaux, lapins, oiseaux, etc., mais aussi — et c'est là le côté le plus triste de son histoire — elle peut se communiquer à l'homme. Bien que relativement rare, la rage est cependant une de ces maladies qui nous inspirent le plus d'effroi. Cet effroi, cette peur proviennent des souffrances affreuses que la rage occasionne, tout en laissant aux malades l'intelligence qui leur permet d'apprécier la gravité de leur état, en se rendant un compte exact de leurs souffrances, de leur mort prochaine et de tout ce qui se dit et se passe autour d'eux. La rigueur des mesures sanitaires est basée sur la facilité avec laquelle cette maladie se transmet d'un chien à un autre et surtout sur la possibilité de sa transmission à l'homme.

La statistique démontre qu'en France, il y a annuellement de 70 à 80 personnes victimes de la rage, qui leur a été le plus généralement communiquée par le chien, le loup, le renard, le chat.

⁕

Il règne à propos de cette affection, certains préjugés qu'il importe de faire disparaître à cause des graves mécomptes qu'ils peuvent occasionner. Ainsi, c'est à tort qu'on exclut l'idée de rage quand on voit un animal manger et boire comme d'ordinaire, n'avoir pas horreur de l'eau, ne pas devenir furieux, porter la tête haute et la queue « en trompette », etc.

En effet, étudiée chez le chien, la maladie présente une expression très variable ; elle ne débute jamais par la fureur, comme on le croit généralement. Il est même des cas, assez nombreux, où la fureur ne se montre jamais et, malgré cela, la maladie n'en est pas moins contagieuse. Quand le chien enragé est furieux, c'est que, dans ce cas, la maladie existe depuis plusieurs jours.

Mais que le chien enragé soit furieux, qu'il ne le soit pas encore, ou qu'il ne le devienne jamais, la maladie n'en est pas moins dangereuse et virulente, et ce chien n'en peut pas moins transmettre la rage aux personnes qu'il lèche ou qu'il mord, car c'est la salive qui porte avec elle la maladie.

____

LA RAGE CHEZ LE CHIEN

____

On distingue deux sortes de rage chez le chien : une rage accompagnée de fureur, *rage furieuse* — c'est la plus fréquente, — une rage non furieuse, tranquille, muette, silencieuse, *rage mue.*

1° RAGE FURIEUSE CHEZ LE CHIEN

La rage du chien qui s'accompagne de fureur présente trois périodes : une période de mélancolie ; une période de fureur ; une période finale ou de paralysie.

1° La maladie débute par une modification du caractère et des habitudes de l'animal qui devient triste, inquiet, taciturne, qui recherche le calme, la solitude, l'obscurité, qui se cache, qui reste parfois somnolent, abattu et grogne quand il est dérangé. Ordinairement le malade est en proie à une agitation continuelle, il ne peut rester en repos, il se couche, il se lève, va, vient, dérange son lit, cesse d'aboyer. Il y a là un état d'agitation et de tristesse se présentant par intermittence.

Le chien est moins docile, moins obéissant, mais il ne mord pas et respecte encore ses maîtres et les personnes qu'il connaît. Parfois même, il devient plus affectueux, il lèche son maître et l'implore avec un regard triste. On remarque à ce moment une tendance à lécher les objets froids : barres de fer, briques, pierres, etc. On cite le fait d'un chien enragé qui éprouvait un certain plaisir à lécher le bout du nez d'un chat.

A cette période comme plus tard, du reste, le sentiment maternel semble exalté; la chienne lèche plus souvent ses petits.

D'autres modifications surviennent bientôt, surtout du côté de la voix. Le chien enragé a une voix rauque et l'aboiement prend un timbre de pot fêlé. De plus, sans y être provoqué, le chien enragé pousse un *hurlement* particulier, sorte de cri de détresse caractéristique qui est, sans contredit le meilleur signe pouvant faire reconnaître la rage.

La sensibilité diminue, tandis que l'impressionnabilité augmente.

Les coups, les piqûres, les blessures, les brûlures sont facilement endurés ; quelquefois même le chien enragé se mord, se déchire lui-même et n'hésite pas à saisir à pleines dents une barre de fer chauffée au rouge. Malgré cela, l'instinct de la conservation persiste, car ce chien fait le feu et la pince qu'on avance pour le saisir.

L'impressionnabilité d'autre part a augmenté ; ce qui le prouve, c'est l'agitation, l'irritabilité du malade, c'est surtout la fureur, la tendance à mordre et à attaquer un animal de son espèce. Ambroise Paré connaissait déjà ce symptôme du chien enragé devenant agressif en face d'un autre chien.

Survient alors une aberration des sens. Les malades ont des hallucinations et on les voit de temps en temps se comporter comme s'ils voyaient, comme s'ils entendaient ou sentaient, alors que rien ne peut frapper leurs sens.

A cette première période, le chien enragé mange et boit. On a vu des chiens enragés se jeter à l'eau et passer une rivière à la nage : ils n'étaient donc pas hydrophobes ! Plus tard, l'appétit est dépravé et alors le malade lèche son urine, mange des corps étrangers à son alimentation, ce qui provoque quelquefois des vomissements.

La salivation devient de plus en plus abondante, un spasme se produit au niveau de la gorge et le malade exprime la sensation douloureuse qu'il éprouve au gosier, en faisant avec les pattes les gestes d'un chien qui aurait un os au pharynx. La mâchoire inférieure devient paralysée et la gueule reste béante.

L'organisme génital est plus prononcé ; le chien enragé se lèche fréquemment les organes génitaux et semble avoir des ins tincts génésiques plus accusés.

2° La période de fureur se manifeste bientôt avec plus ou moins d'intensité, suivant les individus et suivant les excitations dont ils sont l'objet. L'œil du chien enragé, arrivé à cette période, est triste, cruel, terne, sombre et farouche ; l'animal est facilement irritable et mord tout ce qu'on lui présente et tout ce qui se présente à lui. A la vue d'un autre chien, il a un accès de fureur, il le mord, puis le caresse, puis le mord encore. Si le chien enragé est en liberté, il va droit devant lui, marche rapidement, mord les chiens, les autres animaux, les personnes qu'il rencontre et il ne s'acharne qu'autant qu'il est excité par la résistance et les cris des patients...

Bientôt épuisé par le mal, les accès, la fatigue, il ralentit son allure, vacille, chancelle, porte la queue basse, la tête penchée, la gueule ouverte ; il mord encore ce qu'il rencontre, mais il est d'une faiblesse extrême.

3° La période de paralysie survient. La mâchoire inférieure est tout à fait inerte, la gueule béante, la langue pendante. Le train postérieur, de plus en plus faible, finit par devenir paralysé, l'animal ne peut plus se traîner et la mort arrive.

2° RAGE MUE CHEZ LE CHIEN

La rage mue chez le chien se présente dès le début avec les mêmes caractères que la rage furieuse. Celle-ci, du reste, se transforme quelquefois en rage mue vers la fin de la seconde période.

Le chien atteint de rage mue, a l'œil triste, sombre, nullement farouche ; il ne manifeste aucune envie de mordre ; peu ou pas de hurlements. Il mange et boit tant que la paralysie de la mâchoire inférieure n'est pas survenue : ce qui d'ailleurs ne se fait pas longtemps attendre. Dès lors, la mastication et la déglutition deviennent impossibles ; la gueule reste béante, la langue pendante et inerte, la salive visqueuse et abondante. Il n'y a pas d'excitabilité ni d'impressionnabilité. L'animal meurt de prostration.

Tels sont les principaux symptômes qui permettent de reconnaître si un chien est atteint de rage furieuse ou de rage mue.

La durée de la rage confirmée est ordinairement de cinq jours, mais elle peut aller à huit, dix jours et au delà.

La maladie est toujours mortelle et les prétendus cas de guérison à l'aide de médicaments n'ont jamais été réellement avérés.

La rage a été observée chez l'homme, le chien, le loup, le renard, le blaireau, le chat, l'hyène, le chacal, le porc, le cochon d'Inde, le rat, la souris, le cheval, le chameau, le bœuf, le mouton, la chèvre, les oiseaux, etc. — Chez tous ces animaux, la maladie se fait toujours remarquer par une agitation continuelle, une modification de la voix, une impressionnabilité exagérée, une envie de mordre, de ruer ou de griffer, etc.

·✳·

La rage chez les oiseaux (poules, pigeons) a été surtout étudiée par M. Paul Gibier, qui a rendu compte de ses expériences à l'Académie des sciences dans sa séance du 25 février 1884. M. Gibier a pu s'assurer que les oiseaux sur lesquels il avait expérimenté, guérissaient spontanément de la rage.

LA RAGE CHEZ L'HOMME

La statistique démontre qu'en France il y a annuellement de 70 à 80 personnes victimes de la rage.

En admettant que cette statistique soit exacte (et elle ne nous paraît pas s'éloigner beaucoup de la vérité) on voit que la rage de l'homme est une maladie très rare.

Le nombre de médecins qui exercent aujourd'hui en France est égal à peu près à 32,000. Ainsi en moyenne, on peut admettre que chaque année, sur 400 praticiens, il n'y en a qu'un seul qui observe un cas d'hydrophobie rabique.

D'autre part, m'écrit M. le Dr Prompt, le nombre d'individus mordus par des chiens enragés ou réputés tels, est considérable. Il ne se passe pas d'année où chacun de nous ne soit appelé à en observer plusieurs, soit pour pratiquer une cautérisation, soit pour calmer des inquiétudes qui, parfois, paraissent fondées et qui plus tard, se montrent heureusement dénuées de motifs sérieux.

Ce n'est pas exagérer que d'affirmer qu'on en voit en moyenne un par mois et même davantage. En supposant qu'il y en ait dix par an, on arrive à conclure que sur quatre mille individus qui se croient menacés de la rage avec plus ou moins de fondement, c'est à peine s'il y en a un qui devient réellement enragé.

Les chiens mordent à travers les habits ; de plus, il faut considérer que le virus est absorbé chez l'homme avec moins de facilité que chez les animaux ; notre tissu cellulaire sous-cutané renferme toujours une forte proportion de cellules adipeuses, et il est formé de mailles très serrées ; l'animal, au contraire, a généralement un tissu sous-cutané à larges aréoles, qui se rapproche beaucoup par ses propriétés du tissu séreux, sauf, bien entendu, le cas où l'on considère un sujet soumis à l'engraissement artificiel. Injecter un virus ou un poison sous la peau d'un lapin ou d'un chien de chasse, c'est la même chose que l'introduire dans le péritoine ou dans la plèvre d'un homme.

En résumé, l'homme, quoique mordu par un chien malade, évite fort souvent l'intoxication : c'est un fait. D'ailleurs les cautérisations qu'on s'empresse de pratiquer toutes les fois qu'on est à même de le faire, entrent nécessairement pour quelque chose dans la préservation de la rage. Mais elles n'expliquent pas tout : il n'y a pas le moindre doute que l'homme jouit d'une véritable immunité et que l'apparition de la rage est chez lui un fait rare, alors même qu'il a été mordu par un animal malade et qu'il n'a pris aucune précaution pour se préserver. Les faits qui le prouvent sont fort nombreux ; j'en ai vu plusieurs dans ma pratique, dit M. le docteur Prompt ; en voici un, entr'autres, qui est des plus caractéristiques :

Il y a quelques années un jeune homme vint me montrer une cicatrice qu'il avait à la face antérieure et à région moyenne de la jambe droite. Il avait été mordu en ce point par son chien ; l'accident datait de deux mois. L'animal, d'assez forte taille et d'un caractère habituellement doux et inoffensif, s'était un jour réfugié dans une écurie d'où il ne voulait plus sortir. On avait peur de lui. Son maître alla le chercher et essayant de l'attirer dehors, il fut mordu assez grièvement au point que j'ai indiqué et ne prit aucune précaution. Persistant à croire que le chien n'était pas enragé, il le laissa dans l'écurie, où l'on observa qu'il rongeait du bois et dévorait de la paille. Le chien se sauva alors et courut le quartier pendant deux jours; ensuite, il rentra à la maison et ne tarda pas à mourir, toujours réfugié dans le même coin. On apprit qu'il avait mordu plusieurs chiens ; que l'on s'empressa d'abattre.

Afin de bannir, autant que possible, les inquiétudes qui se développaient chez mon malade, je lui dis que la rage se manifestait toujours au bout de six semaines au plus et que, par conséquent, il n'était plus susceptible de la contracter.

Je pratiquai, avec un crayon de nitrate d'argent, une cautérisation ou, pour mieux dire, un badigeonnage en brun, évidemment inutile.

J'ai été ensuite le médecin ordinaire de cet homme et de sa famille pendant environ trois ans ; j'ai donc pu le suivre en quelque sorte indéfiniment ; il ne lui est jamais rien arrivé.

On s'explique par des motifs analogues les succès très remarquables des pèlerinages de saint Hubert, à la suite desquels des millions d'individus sont demeurés indemnes de la rage. La pratique adoptée par les prêtres consistait à faire une incision sur le front du sujet, à y introduire une parcelle de l'étole du saint, et à recouvrir le tout d'un bandeau qu'on enlevait au bout de dix jours. Il fallait ensuite « faire dévotement tous les ans la feste de « Saint-Hubert, qui est le troisième jour « de novembre. Et si la même personne « recevait encore à l'avenir quelque bles- « sure ou morsure de quelques animaux « enragez, et qu'elle allait jusqu'au sang, « alors il suffira qu'elle fasse le jeusne « l'espace seulement de trois jours, sans « qu'il soit besoin de retourner à Saint- « Hubert. »

Il y a eu aussi des chevaliers de Saint-Hubert, qui guérissaient de la rage par l'imposition des mains, c'est-à-dire qu'ils prétendaient prévenir, par ce procédé, le développement de la maladie. Georges Hubert, obtint de la cour de France des lettres patentes datées du 30 décembre 1649, d'où il résulte que ce gentilhomme a ainsi préservé Louis XIII, Louis XIV, le duc d'Orléans et le prince de Conti.

Au Moyen-Age, on croyait que le seul moyen de se préserver de l'hydrophobie rabique était de manger un morceau de pain enduit de la salive du chien malade par qui on avait été mordu. Le même préjugé existait pour la vipère et, en général, pour tous les animaux venimeux. On supposait que Dieu, ayant tout fait pour le bien dans la nature, devait avoir placé toujours le remède à côté du mal.

Si l'absorption du virus rabique était facile chez l'homme, il est visible qu'un tel procédé aurait fait d'innombrables victimes ; la carie dentaire est très commune chez l'homme et il existe beaucoup d'autres affections de la bouche qui peuvent offrir des surfaces dénudées et sont fort bien préparées pour l'absorption de tout virus ou de toute autre substance toxique aisément assimilable.

✳

Dans la rage humaine confirmée, on a établi, comme dans la rage canine, trois périodes : une période de mélancolie ; une période de fureur ; une période d'asphyxie.

Au bout de deux ou trois mois, on voit tout à coup apparaître chez l'homme qui a été mordu, une tristesse inaccoutumée. Le malade cherche loin de sa maison quelque distraction ; il fuit ses amis, aime la solitude, se retire à l'écart et demande un silence absolu autour de lui. Son sommeil est sans cesse agité ; ses inquiétudes sont continuelles. D'après le professeur Trousseau, la respiration devient de plus en plus difficile et alors on voit apparaître chez l'homme enragé le caractère d'hydrophobie, c'est-à-dire l'horreur de l'eau. La vue de ce liquide suffit souvent pour déterminer un frisson général chez le malade ; mais c'est surtout lorsque celui-ci veut approcher l'eau de ses lèvres que surviennent cet effroi spécial, ces convulsions de la face et de tout le corps qui font une si vive impression sur ceux qui sont témoins d'un accès de rage.

L'homme enragé a conservé toute sa raison : il a soif, il veut boire, il commande à sa main de porter à ses lèvres le vase rempli de liquide ; mais aussitôt que celui-ci a touché ses lèvres, le malheureux recule épouvanté, il s'écrie parfois qu'il ne peut boire ; sa figure exprime la souffrance, ses yeux sont fixes, ses traits contractés ; puis ses membres tremblent, son corps frissonne. Cette crise dure quelques secondes, puis peu à peu le calme semble renaître ; mais le moindre contact, voire même un simple ébranlement de l'air, va suffire pour déterminer une nouvelle crise, tant sont grandes chez quelques-uns la sensibilité et l'impressionnabilité. Ils ne peuvent laver leurs mains ou leur figure, ni peigner leurs cheveux, sans être aussitôt menacés de convulsions. [1]

L'homme enragé est pris de terreurs soudaines ; il a des hallucinations. La voix est rauque et consulsive, la bouche remplie d'écume blanchâtre, etc.

Dans la période de fureur, la sensibilité est exaltée. L'aspect de l'homme enragé inspire alors un effroi indescriptible..... il mord, dans un moment d'accès..... il demande à grands cris qu'on le fasse mourir. Ses souffrances sont atroces et, malgré cela, son intelligence est intacte. Le malade conseille à ceux qui l'entourent de s'éloigner parce qu'il craint de leur donner son mal ; il craint pour ses parents le contact de ses lèvres, il refuse leurs

---

(1) L'hydrophobie n'est pas un symptôme constant chez l'homme enragé. Ce signe morbide est seulement très fréquent, mais il y a des enragés qui ne le présentent pas d'une manière constante, il y en a même qui ne le présentent à aucune période de leur maladie. Dr PROMPT.

derniers baisers. Van Swieten rapporte l'observation d'un père qui communiqua larage à ses deux fils en leur donnant un baiser.

La mort enfin ne tarde pas à venir mettre un terme à ces terribles souffrances. Elle survient par asphyxie.

LA RAGE CHEZ LE CHAT

J'ai signalé parmi les animaux qui communiquaient le plus habituellement la rage à l'homme : le chien, le chat, le loup, le renard. Ces deux derniers étant très rares dans nos pays, je me bornerai à la description des principaux caractères de la rage féline et ne dirai que deux mots de la rage du loup.

La rage du chat est beaucoup plus rare que celle du chien, mais elle est aussi beaucoup plus terrible et beaucoup plus dangereuse, car les morsures sont plus profondes et, dans la période de fureur, l'on voit se réveiller chez le chat toute sa nature de tigre. Le chien, au début de la maladie, n'a aucune tendance à mordre ses maîtres ; il n'en est pas de même chez le chat. Celui-ci semble être revenu à l'état sauvage.

On reconnaît trois périodes dans la rage féline : une période de mélancolie ; une période de fureur; une période de paralysie.

Dès que le chat ressent les premières atteintes du mal, il quitte le foyer domestique et se retire dans un coin obscur du grenier ou de la cave. L'habitude et les attitudes de l'animal se modifient subitement ; il devient tout-à-coup triste, inquiet, sombre, se livre à des mouvements sans cause ; son attitude et son faciès expriment quelque chose d'insolite. Il y a lieu de se méfier grandement du chat dès qu'on voit sa physionomie et ses habitudes contraster avec son état ordinaire.

Le chat enragé ne mange pas, ne boit pas ; la voix est rauque ; la sensibilité et l'impressionnabilité sont exaltées. Il ne connaît ni ses maîtres ni ses petits ; il mord tout ce qui se présente à lui.

Dans la période de fureur, le chat enragé est terrible et très dangereux. C'est alors que chez lui le tigre se montre réellement. Ses yeux expriment une indicible férocité, ses griffes sorties et tendues rendent sa marche difficile, elles s'accrochent au parquet et y laissent leur empreinte. Il a des envies de mordre, de griffer et de s'attaquer à l'homme comme à tout animal, le chien particulièrement. C'est d'un bond extraordinaire qu'il saute sur sa victime et il vise habituellement la figure. La gueule est béante et baveuse, le poil hérissé, la queue basse, etc.

Enfin, la paralysie du train postérieur et de la mâchoire inférieure est le prélude d'une mort prochaine.

LA RAGE CHEZ LE LOUP

La rage du loup est beaucoup plus intense que la rage du chien. En Russie, on s'accorde généralement à dire que toute personne mordue par un loup enragé est vouée à la mort par rage.

Les recherches entreprises par M. Pasteur ont permis de connaître d'une façon précise quelles conséquences peut avoir cette morsure, d'ailleurs assez rare dans nos pays.

L'opinion de l'illustre savant semble faite définitivement. Il ne croit pas qu'il existe de différence essentielle entre la terrible maladie chez les deux catégories d'animaux.

Toutefois de notables différences se manifestent dans la rapidité de l'envahissement et dans la virulence même.

Il s'agissait donc de rechercher les causes de ces différences.

M. Pasteur pense que ces différences résident dans la façon dont la morsure est faite et dans la région des tissus où le virus se trouve porté par les dents de l'animal.

Lorsque le chien enragé mord quelqu'un, ses crocs ne dépassent pas l'épaisseur du derme. Le loup, au contraire, pourvu d'une mâchoire bien autrement puissante, déchire profondément les tissus et arrive à lacérer non seulement le tégument composé de l'épiderme et du derme, mais encore la couche du tissu adipeux, les muscles peaussiers et, par suite, le système glandulaire superficiel.

Or, ce système glandulaire est le terrain favorable par excellence aux pullulations microbiques, le réseau le plus riche, pour le transport dans l'organisme tout entier, des liquides virulents.

Qu'y a-t-il dès lors de surprenant à ce que la rage ainsi portée directement au centre des tissus glandulaires soit plus foudroyante que lorsqu'elle a été communiquée par le chien ?

Cette observation explique parfaitement les insuccès relatifs qui se sont produits, ces jours-ci, à propos des Russes mordus par des loups.

II

ABSORPTION DU VIRUS RABIQUE

Lorsque la salive d'un chien enragé est déposée à la surface ou à l'intérieur d'une plaie, comme dans le cas de morsure, par exemple, que devient le virus rabique contenu dans cette salive qui, on le sait, porte avec elle le principe morbide ?

Le virus rabique mis en contact d'une plaie est *absorbé* presque immédiatement.

Il pénètre par l'intermédiaire des vaisseaux lymphathiques dans le sang et est transporté ensuite avec ce liquide dans tout l'organisme. Une fois placé dans un milieu favorable à son développement — organisme animal — le virus rabique se multiplie et donne naissance à la rage.

D'après M. le Dr Prompt, l'on n'a jamais constaté aucune altération des glandes dans la rage. Il est donc permis, dans l'état actuel de la science, de se demander si l'absorption se fait par les lymphatiques ou par les veines ou par ces deux ordres de vaisseaux à la fois.

Il reste à déterminer si l'absorption du virus rabique est *immédiate* ou bien si elle est *médiate*, c'est-à-dire si elle dure un certain temps.

L'importance de cette question n'échappera à personne. Si l'absorption n'est pas immédiate, si elle exige une certaine durée, il est évident que l'on pourra facilement se préserver de la rage en détruisant par la cautérisation le virus déposé sur ou dans une plaie.

—✳—

Quoique l'absorption du virus rabique, ne soit pas immédiate, elle n'est cependant jamais longue à se produire. Ainsi, M. Reul a vu la rage se déclarer sur plusieurs animaux dont il avait cautérisé les plaies, trois heures après la morsure. Si l'on inocule la rage à la pointe de l'oreille d'un lapin et si une demi-heure après on ampute cet organe, la rage se montre quand même. L'absorption du virus de la rage est donc rapide et par conséquent, dans un cas de morsure, il faut cautériser le plus tôt possible.

Dans certains cas cependant, et de l'avis de plusieurs médecins, l'absorption paraîtrait quelquefois beaucoup plus lente. Elle pourrait, dit-on, exiger une et même deux heures : cela dépend de la profondeur de la plaie, de la situation anatomique de celle-ci, de l'état de surexcitation de l'animal qui a mordu, etc., etc.

Il n'y a encore rien de positif sur la vitesse d'absorption du virus rabique ; aucune expérience directe n'a été faite à cet égard. Les faits signalés par Faber, Urbain, Herbst tendent à faire admettre encore un effet utile à la cautérisation après vingt-quatre heures et même plus. Il vaut mieux encore cautériser, même longtemps après la morsure.

Quoiqu'il en soit, dans un cas de morsure par un chien enragé, il faut cautériser la plaie le plus tôt possible, et si l'accident date déjà d'une heure ou de deux heures, il faut cautériser quand même, quoique l'on soit moins sûr que dans le premier cas, d'être à l'abri de l'infection rabique.

PÉRIODE D'INCUBATION

Lorsqu'un animal quelconque a été mordu par un chien enragé, il faut ordinairement quelques jours avant que l'on voie se produire la maladie, quoique le virus rabique ait été absorbé.

Le temps compris entre le moment de l'inoculation ou de la morsure et le moment où la maladie commence à se manifester, est ce que l'on est convenu d'appeler la *période d'incubation*.

Cette période d'incubation est très variable suivant les espèces animales et pour une même espèce, suivant l'âge, le sexe, la température extérieure, etc. Après une morsure de chien enragé, il est par conséquent à peu près impossible de prévoir au bout de combien de temps elle produira ses effets et même si elle doit en produire. De tous les virus, celui de la rage est le plus capricieux. En se basant sur des statisques publiées par les auteurs, on trouve que chez l'homme, la période d'incubation est représentée par les proportions suivantes :

19 0/0 avant le 30e jour qui suit la morsure.

62 0/0 de 30 à 90 jours après la morsure.

Cette période d'incubation peut, du reste, aller à sept, huit, neuf, dix mois et plus.

Chez le chien, on a les proportions suivantes :

11 0/0 avant le 15e jour qui suit la morsure ;

33 0/0 du 15e au 30e jour ;

19 0/0 du 30e au 45e ;

10 0/0 au 60e jour ;

16 0/0 au 90e jour.

L'incubation peut, chez le chien, durer deux, quatre, et même neuf mois.

Il résulte de ces statistiques qu'en moyenne, la période d'incubation est de 45 jours chez l'homme, de 30 jours chez le chien, de 60 jours chez le cheval, etc.

DIAGNOSTIC

Il ne faut pas croire qu'il soit toujours facile de reconnaître la présence de la maladie qui nous occupe ; d'autres affections de nature très diverse, en effet, peuvent parfois être accompagnées de symptômes identiques à ceux de la rage.

Il est de la plus haute importance, tant au point de vue de la police sanitaire qu'au point de vue de la pathologie, de bien reconnaître un cas de rage donné, surtout quand il s'agit d'un chien qui a mordu une personne.

En général, l'examen de l'animal vivant, la constatation des symptômes que nous avons décrits, les antécédents du chien, les renseignements donnés permettent de conclure à l'existence ou à la non-existence de la rage.

Les changements dans le caractère et les habitudes surviennent-ils après une morsure ou après une absence prolongée du chien en dehors de la maison de son maître : il y a lieu de soupçonner la rage. L'envie de mordre, la fureur, la dépravation du goût, la modification de la voix, les hallucinations, la diminution de la sensibilité : tels sont les principaux symptômes qui permettent de reconnaître cette affection.

Diverses maladies peuvent être confondues avec la rage. Ainsi, la maladie des jeunes chiens, certaines affections nerveuses comme l'épilepsie, certains empoisonnements, les maladies vermineuses, etc. donnent parfois naissance à de véritables symptômes rabiques qui diffèrent, par l'absence du principe contagieux, de la terrible maladie que nous essayons de décrire.

LÉSIONS

Lorsque l'on est en présence du cadavre d'un chien, peut-on par l'autopsie certifier si ce chien est mort de la rage ?

La chose n'est pas toujours facile, surtout lorsque l'on n'a pas examiné le chien encore vivant ou que l'on n'a pas de renseignements exacts et précis sur les symptômes que l'on remarquait en lui avant la mort. C'est pourquoi il serait utile que la police fut moins pressée d'abattre les chiens errants suspects de rage qui auraient mordu une personne et, qu'au contraire, elle cherchât à les amener vivants dans quelque local où on puisse les observer.

Les lésions de la rage sont caractérisées par un état congestionnel de tous les organes : bouche, estomac, intestins, foie, reins, rate, poumon, cerveau, etc., etc., cet

état est la conséquence d'une altération
du système nerveux par le virus rabique.

Le sang est noir et épais, incomplète-
ment coagulé ; les chairs sont forcées et
d'un rouge-brun.

Très-souvent, dans la bouche, dans l'estomac et quelquefois dans l'intestin, l'on
trouve une quantité de substances diverses et étrangères à l'alimentation, telles
que de la paille, du foin, du charbon, du
cuir, des poils, des cendres, de la terre,
des pierres, du bois, des morceaux de linge,
etc. Ces signes sont les plus caractéristiques et ceux qui établissent la plus forte
présomption en faveur de l'existence de la
rage.

Les lésions du système nerveux sont
aussi très-importantes, mais ce n'est qu'à
l'aide du microscope que l'on peut étudier
exactement ces altérations. Il y a surtout
un état congestionnel de tout le système
nerveux. « Si l'on me présente un cerveau
rabique et un cerveau sain, dit M. Pasteur,
je saurais dire à l'examen microscopique
des matières des deux bulbes, celui-ci est
rabique, celui-là ne l'est pas. Toutes deux
offrent en nombre immense des granula-
tions moléculaires, mais le bulbe rabique en montre de plus fines, de plus nombreuses, et on est tenté de croire à un
microbe d'une petitesse infinie. »

CAUSE DE LA RAGE OU ÉTIOLOGIE

Comment se produit la rage ? — Quelles sont les causes qui lui donnent naissance ?

Telles sont les questions que l'on doit se poser dès que l'on a décrit les symptômes d'une maladie. Pour expliquer l'origine, c'est-à-dire la naissance de la rage, l'on a invoqué une foule de causes banales. Il n'est peut-être pas d'affection dont l'origine ait été autant discutée que celle de la rage, surtout avant les belles découvertes de Pasteur.

Suivant que l'on voyait naître la maladie pendant une saison très-chaude ou très-froide ; après l'enlèvement des petits à une chienne ; après une frayeur ; après des passions génésiques non satisfaites ; après les tourments de la faim ou de la soif, etc., l'on s'empressait d'attribuer à tous ces faits l'origine de la rage. Ainsi, une même maladie, la rage, pouvait naître, assurait-on, par suite d'une multitude de causes très différentes les unes des autres, agissant sur l'organisme d'une façon absolument diverse.

La chose était difficile à concevoir et il a fallu les découvertes de Pasteur pour démontrer d'une manière précise et certaine que la rage est une affection virulente, ayant toujours la même origine, c'est-à-dire la présence du virus rabique dans l'organisme. Ce que je dis de la rage, s'applique de même à la morve, au charbon, au rouget, au choléra des volailles, à la syphilis et à tant d'autres maladies réservées à l'humanité.

Les causes ordinaires, quelle que soit leur nature, sont incapables de faire naître une maladie contagieuse. Elles peuvent déterminer des inflammations, des symptômes nerveux de toute sorte, mais elles ne donnent jamais naissance à une affection contagieuse, à une maladie qui peut se transmettre d'un individu à un autre.

Les découvertes de Davaine, Chauveau, Koch, Klein, Arloing, et surtout de Pasteur, ont prouvé d'une manière absolue que le virus constitue seul la nature intime de la contagion.

1º Plusieurs médecins ont attribué la rage à l'irritation des nerfs de la partie mordue, à l'irritation violente et sympathique des centres nerveux et à l'inflammation de leurs membranes. (DD. Bosquillon, Duluc, Chomel, Velpeau, etc.) Je sais bien qu'il y a eu des cas rabiformes chez l'homme qui n'ont été que l'effet de la terreur et de l'imagination, le résultat d'une affection morale. Des personnes mordues sont devenues, sous l'influence de la douleur,

de la peur, de l'effroi... tristes, mélanco-
liques, etc,; mais il ne s'agit pas là de
la *rage*. La maladie ainsi produite n'est
pas contagieuse, inoculable ; — elle guérit
assez facilement la plupart du temps. Ce
n'est donc pas la rage vraie, ce n'est
qu'une affection ayant avec la rage quelques caractères communs, mais il n'y a
là rien de rabique, rien de virulent.

Si la rage était l'effet d'influences morales, les animaux qui, certainement, rai-
sonnent fort peu, les enfants au ber-
ceau qui n'éprouvent pas le sentiment de
la peur, les crétins, qui sont incapables de
se faire une image du mal qui les menace,
ne devraient pas contracter la rage ; cependant c'est le contraire qui a lieu.

2º On a parlé de certains pays où la
maladie aurait été inconnue pendant un
temps très long et où elle aurait apparu
soudainement, sans qu'elle y eût été importée par des chiens ou d'autres animaux
qui la recélaient à l'état d'incubation.

Avant 1778, la rage était inconnue aux
Antilles ; on n'avait signalé un seul cas
de rage au Pérou avant 1803.

Il y a là évidemment exagération ou
ignorance. La maladie, en effet, a pu être
introduite sans qu'on ait suffisamment
étudié les causes premières, comme cela
est arrivé pour d'autres maladies.

Fait-on attention au moment de l'arrivée d'un navire dans un port et surtout au moment du débarquement, si un chien de ce navire présente quelques symptômes de rage ? — Il y a deux ans, quand le choléra a éclaté à Toulon, combien de temps n'a-t-on pas discuté pour savoir d'où celui-ci avait été importé et comment il s'était développé ?

3° On a invoqué les chaleurs excessives, comme une des causes les plus favorables au développement de la rage. Cette croyance est devenue tellement populaire que l'on voit généralement les administrations municipales ne prendre des mesures sanitaires contre les chiens errants que pendant la saison d'été, sans s'occuper si les cas de rage sont fréquents ou rares en d'autres saisons. Des statistiques recueillies par MM. Tardieu et Bouley ont permis de dresser le tableau suivant.

Sur 3,096 cas de rage, on a compté :

Hiver : décembre, janvier, février, 755 cas.

Printemps : mars, avril, mai, 857 cas.

Eté : juin, juillet, août, 788 cas.

Automne : septembre, octobre, novembre, 696 cas.

Ce tableau montre qu'il n'y a pas une bien grande différence, sous le rapport du nombre d'accidents rabiques, entre les diverses saisons ; — que c'est au printemps que les cas de rage paraissent être le plus nombreux.

Donc les hivers rigoureux, pas plus que les étés très-chauds, ne sauraient faire naître la rage.

4° Un opinion très-répandue est celle qui fait procéder la rage des passions génésiques non satisfaites. Cette opinion a trouvé des adhérents convaincus, même parmi les savants. Huzard, Leblanc, Toffoli, ont écrit une foule d'observations à ce sujet. De nombreuses expériences ont été faites dans ce sens et toutes ont donné des résultats négatifs. Grève et Ménécier, ont pris un chien surexcité et l'ont empêché d'assouvir sa passion, pendant qu'un autre chien libre, et placé en sa présence, était avec la chienne que le premier chien convoitait. C'est la jalousie ajoutée à l'ardeur vénérienne. Malgré cela, ces expérimentateurs n'ont jamais pu faire naître la rage.

On a dit que cette affection était beaucoup plus fréquente chez le chien que chez la chienne. Rien d'étonnant à cela, puisque en moyenne il y a 25 chiennes pour 100 chiens; puisque ces derniers plus que les chiennes ont une propension plus grande à mordre, ceux de leur sexe ; puisque les chiennes, d'un naturel plus timide, fuient ordinairement les mêlées et les attroupements.

5° Les tourments de la faim et de la soif; l'usage des viandes putréfiées, d'eaux corrompues, etc., ne sont pas davantage susceptibles de faire naître la rage. L'exemple des chiens errants de Constantinople nous le prouve. De nombreuses expériences, faites dans ce sens, n'ont jamais donné de résultats positifs. Magendie a amené l'inanition des animaux, sans réussir à les rendre enragés.

6° La colère, la souffrance, le chagrin, la frayeur, une forte émotion morale, etc., ne peuvent pas non plus occasionner la rage. Il n'est pas rare de voir des chiens ou des chats fortement irrités ou mis à la torture, comme dans les amphithéâtres de vivisection, et cependant l'on n'a jamais vu la rage se déclarer chez l'un d'eux, quand même ces souffrances aient été prolongées.

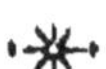

Un chien non enragé peut-il, dans un accès de fureur, communiquer la rage par sa morsure? — Non. On ne peut comprendre comment un animal peut transmettre un virus qu'il ne porte point avec lui. Tout chien qui communique la rage est lui-même enragé. Il faut donc affirmer péremptoirement qu'un chien, quel que soit son état de fureur, d'irritation, de colère, etc., ne communiquera la rage qu'à la seule condition d'être lui-même enragé. Dans tous les autres cas, la morsure d'un chien ne saurait être virulente et, par conséquent, elle ne saurait faire naître une maladie contagieuse. Malgré l'autorité des maîtres (Decroix, Tardieu) qui ont consigné dans leurs écrits des cas de rage spontanée chez l'homme, je crois à une erreur que l'observation et le temps ont permis de rectifier.

Van Swieten raconte qu'une vieille femme qui avait reçu un coup de bec d'un coq était morte avec tous les symptômes de la rage ; mais cet auteur admet que le coq devait être enragé et que la maladie avait dû lui être communiquée par un renard. Malpighi rapporte que sa mère mourut de la rage quelques jours après avoir été mordue par un épileptique. C'est une erreur; Malpighi a confondu la rage avec l'hydrophobie nerveuse ou le tétanos traumatique. Van Swieten cite l'observation d'un jeune homme qui aurait succombé à la rage après s'être mordu l'index dans un accès de colère. Même erreur que dans le cas précédent.

✳

Quand un chien devient enragé et que l'on interroge le propriétaire pour savoir à quelle époque son animal a été mordu,

l'on est certain d'avoir la réponse suivante :
« Mon chien ne sort jamais, il n'a donc pu
être mordu. » Cette garantie est sujette à
caution. Il est bien rare qu'un chien ne se
sépare jamais de son maître ; les petits
chiens chéris sont souvent confiés à des
domestiques qui les mènent promener.
Que dans la promenade, ces petits chiens
soient mordus par un chien errant, le domestique se gardera bien d'en faire l'aveu,
bien loin de là, il dissimulera l'accident ;
puis, dans quelques jours, la rage se manifeste et le propriétaire ne peut y croire, car
son chien n'a jamais été mordu (!) ou alors,
vous dit-il, la rage naît spontanément
sous l'influence d'autres causes que la
morsure.

LA RAGE EST UNE MALADIE CONTAGIEUSE

Nous avons démontré que la rage ne
naissait jamais spontanément, que les
causes ordinaires, invoquées comme pouvant produire cette maladie, sont à peine
capables d'amener quelques modifications
dans l'organisme, modifications jamais
suivies de caractères rabiques. Les affections morales, la peur, l'effroi peuvent,
dans certains cas, donner naissance à une
maladie rabiforme qui diffère essentiellement de la rage.

Il n'y a donc pour la rage qu'une seule cause : la *contagion*. Les études sur cet important sujet sont aujourd'hui très-avancées et si le traitement n'est encore qu'imparfaitement connu et, pour ainsi dire, dans la période d'essai, les expériences faites et déjà bien concluantes, donnent lieu d'espérer que dans peu de temps l'humanité n'aura plus à s'effrayer outre mesure de la maladie jusqu'alors si terrible.

L'étude du virus rabique est, sans contredit, une des plus belles découvertes médicales de notre siècle et, en même temps, une des plus instructives et des plus intéressantes.

Tous les journaux ont parlé des mouvements précipités qui se faisaient dans les recherches expérimentales de la rage ; tous ont parlé des découvertes de Pasteur, en rendant compte des expériences du célèbre savant, auquel le gouvernement français a accordé une nouvelle récompense nationale en 1883.

Nous ne pouvons, à notre grand regret, donner tous les développements que comporte l'étude de la rage, nous nous bornerons donc à ne mentionner que les grands faits d'expérimentation et d'observations et à ne signaler que les résultats réellement acquis à la science.

OU SIÈGE LE VIRUS RABIQUE

Étant admis que la rage est une maladie contagieuse, où réside le virus ?

La salive est l'humeur qui contient en assez grande abondance le virus rabique. Les inoculations expérimentales et les inoculations accidentelles (morsures) prouvent que la salive possède au plus haut degré les propriétés virulentes de la rage. La bave est virulente chez l'homme enragé et chez tous les animaux atteints de rage. Inoculée d'un animal à un autre, elle produit la maladie sans distinction d'espèce, de race, d'âge, etc. Youatt cite un cas dans lequel la maladie avait été transmise à l'homme par la morsure d'un cheval ; Delafond et Tardieu citent des cas de rage observés chez des bergers mordus par des vaches enragées ; un autre cas a été observé dans l'Ardèche, en 1878, sur un enfant mordu par un rat atteint de cette maladie.

Les morsures faites par un animal enragé sont de véritables inoculations et réussissent plus souvent quand elles sont faites sur des parties dénudées, découvertes, privés de poils ; les vêtements et les poils peuvent, en effet, retenir le virus et l'empêcher d'arriver dans la plaie.

On ne sait pas au juste si le sang d'un animal enragé est virulent. Le raisonnement semble indiquer qu'il doit être porteur du virus (au moins à un certain moment) ; cependant les nombreuses expériences faites à ce sujet (inoculation et transfusion du sang d'un animal malade à un animal sain) n'ont jamais donné que des résultats négatifs. On cite le cas d'une femme enragée mettant au monde un enfant qui n'est pas devenu malade.

La viande consommée crue et provenant d'animaux enragés, semble n'être pas malfaisante.

Renault a nourri pendant longtemps deux chiens avec de la viande provenant d'animaux enragés sans pouvoir provoquer la maladie. Il arrive plusieurs fois que dans la ville on consomme de la chair de bœuf mort de rage, sans qu'il en résulte des accidents. Decroix a mangé de la viande crue provenant d'un animal enragé sans en éprouver aucun malaise.

Le lait ne semble pas non plus virulent. On cite le cas de deux enfants nourris, l'un avec le lait d'une vache enragée et l'autre avec celui d'une chèvre également enragée. On boit quelquefois sans le savoir du lait provenant de vaches enragées et il n'en résulte aucun accident pour la santé.

La rage se manifestant par des symptômes nerveux, il était tout naturel d'admettre que le virus rabique devait se
trouver dans le système nerveux. L'Ecole
de médecine de Berlin, dans les nombreuses expériences qu'elle avait entreprises à ce sujet, n'était jamais parvenue à
produire la malade, en inoculant le produit
du système nerveux puisé sur des animaux
enragés ; Rossi, de Turin, avait vu la
rage se développer en insérant sous la
peau d'un animal un fragment de nerf
pris sur un chat enragé ; Galtier, de
Lyon, en 1880, a vu deux moutons devenir enragés après leur avoir inoculé le
produit obtenu en exprimant la matière
des centres nerveux d'un chien enragé.
Pasteur a toujours vu la rage se développer par l'inoculation des produits des
centres nerveux : ce qui prouve que les
expériences de l'Ecole de Berlin man-
quaient de précision.

DIVERS DEGRÉS DE CONTAGION

Des notes précises, puisées dans le rapport du comité d'hygiène de Paris, il résulte que :

Sur 466 chiens mordus, 140 sont devenus enragés, ce qui porterait à 30 0/0 les chances de contagion pour le chien.

Les auteurs diffèrent beaucoup, relativement au degré de contagion chez l'homme. Ainsi le comité d'hygiène trouve que sur 266 morsures, 152 ont été mortelles, ce qui fait une proportion de 50 0/0; Hunter admet la proportion de 5 0/0; Zundel, 9 0/0. Cette différence énorme provient de ce que l'administration ne s'occupe pas des cas de morsure non suivie de symptômes rabiques ou de mort.

Les hommes sont plus exposés que les femmes à être atteints par les animaux enragés. Sur 569 personnes mortes de la rage, 380 appartenaient au sexe masculin et 189 au sexe féminin. Ce fait s'explique par la différence des occupations des deux sexes, dont l'un se trouve presque toujours dans les maisons, tandis que l'autre passe la plus grande partie du temps sur les routes ou dans les champs; de plus les hommes sont toujours plus légèrement vêtus que les femmes; et enfin ces dernières s'exposent moins que les premiers, etc.

HISTORIQUE DE LA RAGE

La rage paraît avoir été connue de toute antiquité et avoir existé dès les premiers temps où l'homme s'est associé le chien et a mis à profit ses instincts et sa force. Les auteurs anciens ne parlent cependant de la rage que d'une manière confuse et il faut arriver jusqu'à Démocrite, c'est-à-dire 400 ans environ avant J.-C. pour trouver une description de cette maladie. Plus tard, Aristote et Plutarque signalent des cas de transmission de la rage du chien à d'autres animaux ; Aristote admettait une certaine immunité de l'homme.

En Grèce et à Rome, la rage était une maladie très rare ; aussi ne voit-on aucun traitement institué par les médecins pour combattre cette affection chez l'homme. Celse reconnaît la gravité du mal et a dû être témoin de plusieurs cas de mort de personnes enragées. La description que cet auteur donne de la maladie, les moyens qu'il conseille d'employer en cas de morsure, etc., n'ont guère varié depuis. Celse parle de la cautérisation de la morsure par le feu ou par les liquides caustiques.

Pline, Gallien n'apprennent rien de nouveau, si ce n'est des remèdes prétendus spécifiques où la déraison se dispute souvent la place avec les croyances superstitieuses du temps. Ces idées ont régné pendant tout le Moyen-Age. Il faut arriver jusqu'aux travaux de Mercuriali,

Bœrhaave d'une part et de Herwig, Youatt, Bouley de l'autre, pour avoir une description fidèle et précise des symptômes de la rage. De nos jours, Bourel, Leblanc, Pasteur sont les savants qui ont le plus contribué à la connaissance de cette terrible maladie. On cite dans l'histoire un certain nombre d'épizooties de la rage. En 1586, la rage a ravagé tous les pays situés au nord de l'Adriatique en a fait périr une quantité de personnes des suites des morsures occasionnées par des chiens enragés. En 1803, il y eut et Suisse une épizootie de rage sur les renards. De ce pays, la maladie s'étendit dans toute l'Allemagne. Les renards s'attaquaient à l'homme dans les bois, jusque sur les grandes routes et même dans les villages. La panique était générale parmi les paysans. En 1840 et 1842, la rage fit de très nombreuses victimes à Lyon. Par ordre de l'autorité, plus de 4,000 chiens furent abattus dans la ville. En 1866, à Liverpool, on fit mourir plus de mille chiens et plus de cinquante personnes périrent de la rage.

Cette affection n'est pas régulièrement répartie à la surface du globe. Il y a des pays qui en sont encore indemnes de cette maladie; mais à mesure que les relations entre les différentes parties de la terre se multiplient, la rage, comme toutes les autres maladies contagieuses, étend de plus en plus son domaine. Elle a été importée dans l'Amérique du Nord en 1768; à la Guadeloupe en 1783; à l'île Maurice en 1813.

On a dit que la rage était inconnue en Orient et dans les pays chauds; on cite surtout le cas de Constantinople où, dit-on, les chiens sont en grand nombre dans les rues et ne se nourrissent que de balayures. MM. Ahmed-Effendi et Zoecros ont établi que la rage existe en Turquie, mais qu'elle y est plus rare que dans beaucoup d'autres pays et se communique plus difficilement. Pourquoi cela? — Il est très-difficile de répondre d'une manière satisfaisante à cette question. — En Syrie, en Egypte, en Algérie, la rage est connue. — Les Chinois connaissent la rage depuis la plus haute antiquité; leurs vieux livres donnent une description très juste et très claire de la maladie, parlent de la cautérisation dans le cas de morsure, de l'abattage pour les chiens enragés, etc., etc.

Les régions froides ne sont pas exemptes de la rage. La Sibérie, la Russie, le Groenland ont souvent des épizooties rabiques. Les chiens des Esquimaux sont très souvent atteints de cette maladie. On cite l'histoire d'un loup enragé qui, pénétrant dans un village russe, y mordit 35 hommes et 23 femmes, après qu'il « venait de dévorer » cinq personnes ailleurs. De ces 58 victimes, trente-neuf succombèrent à la rage, la première vingt jours après l'événement, la dernière après plus de six mois.

Au dire des explorateurs, elle serait inconnue en Guinée, au Cap de Bonne-Espérance, au Kamtchatka, en Australie, dans la Nouvelle-Zélande et dans les régions équatoriales de l'Afrique.

III

TRAITEMENT DE LA RAGE

Il y a lieu de distinguer un *traitement thérapeutique* et *un traitement prophylactique.*

On donne le nom de traitement thérapeutique à celui qui consiste à combattre les effets d'une maladie à l'aide de certains médicaments. Les potions, les pastilles, les pillules, etc., forment la base de ce traitement.

Le traitement prophylactique, au contraire, est celui qui a pour but, non pas de combattre les effets d'une maladie, non pas de chercher à faire disparaître une affection, mais d'empêcher le développement d'un état morbide, lorsque celui-ci n'a pas encore envahi l'organisme. Par la vaccine l'on ne veut pas combattre la petite vérole, mais empêcher cette affection de se déclarer, de se montrer.

TRAITEMENT THÉRAPEUTIQUE DE LA RAGE

Plusieurs médicaments ont été préconisés pour combattre la rage, malheureusement aucun d'eux ne remplit le but proposé, et cependant Dieu sait ! si l'on en a essayés. Celse cherchait à renouveler les humeurs par les sueurs abondantes, les bains de vapeur, les purgations répétées.

Le docteur Gosselin prétend avoir guéri une jeune fille par ce procédé ; mais ce cas est sujet à discussion, car la jeune fille avait été mordue par un chien enragé et soumise immédiatement au traitement ci-dessus. Elle a guéri. Il n'est point permis de conclure avec ce seul fait, d'autant plus que la morsure du chien enragé ne donne la rage que dans le dixième des cas environ.

Il était dans l'antiquité un traitement célèbre dit « des matelots » qui consistait à plonger les enragés dans la mer ou dans un fleuve jusqu'à ce qu'on eût lieu de les croire asphyxiés par submersion. Euripide, dit-on, aurait été guéri de la rage par ce moyen et c'est pour cela que, par reconnaissance, il disait que la mer lavait tous les maux des hommes. C'est là une médication mystique et barbare ayant une grande analogie avec celle adoptée en France jusque dans ces derniers temps, médication consistant à étouffer la personne enragée entre deux matelas ! !

On a essayé de combattre les convulsions rabiques par l'opium, la morphine, le chloroforme, l'éther, le curare, etc. Van

Swieten conseillait les préparations à base de mercure, et les Chinois regardent encore comme infaillible le traitement au cinabre.

Voici, d'après la *Revue Scientifique*, par quel procédé les Arabes combattent la rage.

Ils emploient indifféremment pour cela les cétoines, les coccinelles et les cantharides, sortes d'insectes coléoptères qu'ils enferment dans une bouteille, au nombre de sept. Réduits par la famine, ceux-ci se dévorent les uns les autres, puis le dernier survivant finit lui-même par mourir. On pulvérise sa dépouille desséchée, on l'introduit dans du raisin sec et on le fait avaler au rabique.

C'est là, le moyen généralement usité ; mais les serviteurs de la *Zaouia* (mosquée) de Sidi-Mohamed-ben-Amar, dans les environs de Nedroma, province d'Oran, se croient dépositaire d'un autre secret. Ils ne traitent pas le rabique lui-même ; ils prétendent le guérir par procuration, en faisant prendre à l'un de ses proches le breuvage d'une *kakema*, récipient dans lequel on enferme un verset du koran. On y verse ensuite de l'eau qui délaye l'encre de l'écriture, et c'est cela qui forme le breuvage salutaire.

Cette action indirecte sur le sujet était,

du reste, un procédé familier à la médecine du moyen-âge, ainsi qu'à la sorcellerie et à la Kabbale. On prétendait pouvoir guérir un individu, en faisant prendre un philtre à une tierce personne, de même qu'on espérait le tuer en enfonçant une aiguille dans la tête d'un crapaud.

Toutefois, le procédé réputé le plus radical dans la plupart des tribus consiste à faire manger au blessé le cœur, cru et pantelant, du chien qui l'a mordu. Quelques-uns font bouillir ce viscère avec du *pharaoun*, gros oignons sauvages qui ne sont autre chose que la bulbe de la *scille maritime*. D'autres encore arrachent une dent de l'animal et la placent sur la mosure, comme un hémostatique.

Il ne faut pas, dit avec raison la *Revue scientifique*, sourire de ces étranges pratiques. Plusieurs de nos campagnards français sont sur ce point aussi naïfs que les Arabes.

TRAITEMENT PAR L'AIL

Dans ces derniers temps, l'opinion publique s'est émue de prétendues découvertes de spécifiques infaillibles contre la rage. Tout récemment on vantait les propriétés antirabiques de l'ail, véritable exhumation thérapeutique, car, dans les vieux manuscrits de « Recettes et Secrets » on voit l'ail recommandé au même titre.

Il y a deux ans, M. Bouley lisait au sein de l'Académie des Sciences une note indiquant cette substance comme remède antirabique. M. Gibier, préparateur des cours au Muséum, entreprit dès lors une série d'expériences pour vérifier l'exactitude de ce fait.

Première expérience. — Avec une dilution aqueuse de matière cérébrale provenant d'un chien mort de rage furieuse, M. Gibier pratique l'inoculation à neuf rats.

Trois de ces rats furent abandonnés à eux-mêmes et les six autres furent soumis, dès le jour même de l'inoculation, à une alimentation se composant d'une mélange d'ail pilé et de viande, le tout intimement mélangé au mortier et dosé de telle sorte que chaque rat mangeait en moyenne quatre grammes d'ail par jour. Tous ces animaux moururent du 10e au 15e jour avec les symptômes ordinaires de la rage chez le rat : agitation, priapisme, fureur, altération du cri, paraplégie, inappétence, etc.

Deuxième expérience. — Quatre rats, pesant en moyenne 150 grammes, furent soumis pendant un mois à la même alimentation aillacée que les précédents. Au bout d'un mois, ces animaux subirent l'inoculation rabique et l'on continua à leur faire manger de l'ail, aux mêmes doses quotidiennes. Ils n'en succombèrent pas moins dans les délais ordinaires avec tous les symptômes de la rage.

La substance nerveuse de ces rats fut inoculée à plusieurs animaux : rats, chiens, chats ; tous succombèrent après avoir présenté les accidents effrayants de la rage.

Ainsi donc, dans cette dernière expérience, voilà des animaux qui ont mangé, dans l'espace de 40 jours, une quantité d'ail supérieure à leur propre poids et cette énorme porportion a été impuissante à empêcher le développement de l'agent morbide dans leur substance. Celle-ci devait cependant en être saturée, car, à l'ouverture des cadavres, on percevait une odeur d'ail très accentuée.

Un homme de taille moyenne ne pourrait sans doute pas se préserver de la rage, même s'il consommait à partir du jour où il aurait été mordu 1 kilog. ou 2 kilog. d'ail par jour, ce qui me semble impossible, quelque goût que l'on puisse avoir pour ce végétal et quelque désir que l'on ait de se guérir.

Si l'on s'en tient à ces expériences qui me semblent réunir les conditions d'une observation rigoureuse, on peut conclure que l'ail administré même à dose toxique, ne saurait efficacement être employé pour combattre la rage.

TRAITEMENT PAR L'HOMŒOPATHIE

Ayant écrit un jour que les produits homœopathiques étaient sans influence dans le traitement de la rage, je reçus de M. le docteur Gras, médecin homœopathe distingué, une lettre très interessante au sujet des indications de la médecine Hahnemanienne contre la rage. Voici ce que j'extrais de cette lettre :

« Je veux bien admettre, à la rigueur, que l'ail, l'électricité et la strychnine aient échoué : car on ne voit pas des rapports bien intimes entre ces agents thérapeutiques et l'hydrophobie. Mais ce que je sais, ce qui est absolument indéniable, c'est que depuis que l'homœopathie existe (depuis 1790) les médecins homœopathes de tous les pays ont obtenu, au moins par centaines, de nombreuses *guérisons de rage confirmée*, à toutes les périodes de la maladie, par l'emploi raisonné tant des solanées vireuses : *Belladone, Jusquiame, Datura*, stramonium (pomme épineuse), que de quelques autres médicaments, tels que le *Veratrun album, la Canthari-*

de, le Mercure, l'Arsenic — médicaments
dont l'expérimentation physiologique amè-
ne des effets précisément « semblables »
aux symptômes caractérisques de la rage.
Enfin, dans d'autres cas déterminés, on a
obtenu également de très-beaux succès —
toujours en vertu de la loi de similitude —
en Allemagne de l'*acétate de cuivre*, en
Pologne de l'*Euphorbia villosa*, en Amérique de l'*hydrophobin*. Ce dernier médicament, ainsi que j'ai déjà eu l'occasion
de le dire dans une lettre publiée par le
Petit Marseillais, à la date du 18 mars
dernier, n'est autre que le virus atténué,
le *vaccin* de l'hydrophobie, découvert par
le docteur Lux, vétérinaire homœopathe
de Leipzig, en l'an 1823 (pas mal d'années
par conséquent avant la *deuxième découverte* du vaccin rabique par l'académicien
Pasteur).

« En somme, il est aisé de voir que —
loin d'être totalement désarmée — la médecine homœopathique possède au contraire, vis-à-vis de la rage, une assez riche
provision de médicaments. Or, je le répète, ces médicaments intelligemment
appliqués, c'est-à-dire selon les indications de la médecine Hahnemannienne,
combattent avec succès les différentes
phases de l'hydrophobie.

« J'allongerais indéfiniment cette communication si je voulais relater ici seulement la centième partie des triomphes qui ont été obtenus — tant au point de vue curatif que prophylactique — par l'emploi de ces remèdes ; si je voulais même seulement citer les noms des praticiens les plus célèbres qui ont opéré ces guérisons : Hahnemann, Stapf, Daniel, Bayle, des Guidi, Laville de la Plaigne, Hering, Youatt, Spalding, Watson, Munch, Hempel, Murray, Ach, Hoffmann, etc., etc. Je me bornerai donc aux quelques faits suivants, lesquels font le plus grand honneur à la belladone et à l'hydrophobin :

« Le docteur Bayle (bibliothèque de thérapeutique, II, page 502) a raconté les résultats de l'expérience de Munch et de ses fils. Ils traitèrent avec la belladone 176 personnes qui avaient été récemment mordues par des chiens enragés, et *aucune d'elles ne fut attaquée par la maladie*. Bayle cite encore *six* cas de rage confirmée, dont *quatre* furent guéris par la belladone.

« Le docteur Pons — ce vénérable et très estimé doyen des homœopathes de Nice — m'a certifié avoir, tant à sa connaissance qu'à son actif, plusieurs cas de guérison de rage confirmée, entre autres le cas d'un jeune enfant guéri par lui à Nice même, il y a quelques années, par l'emploi de la belladone.

« Plus récemment encore, il y a environ deux mois, le docteur Bouffier, médecin homœopathe à Cette, m'écrivait qu'il avait vu *deux cas de rage confirmée au 3° jour. guéris* par l'emploi alterné de l'atropine, principe actif de la belladone, et de l'hyosyamine, principe actif de la jusquiame,

« En dehors de la belladone et des autres médicaments énumérés ci-dessus, on aurait obtenu, paraît-il, quelques succès au moyen de la fleur de *genêt* (genista tinctoria).

« Un de nos confrères les plus distingués le docteur C. Despiney, médecin homœopathe à Nice, raconte dans une excellente brochure parue en 1871 — qu'un médecin de Provence affirmait avoir guéri deux cas de rage déclarée à l'aide d'infusions de fleurs de cette plante.

« Enfin, actuellement, je soigne moi-même dans un petit village du département du Var, deux hommes qui ont été mordus dans les premiers jours d'avril dernier par le même chien enragé. La rage du chien a été dûment constatée par un vétérinaire diplômé et par l'examen de l'animal vivant et par l'autopsie. Quant aux deux mordus, à partir du 15° jour environ après l'accident, ils ont commencé à présenter — au vu et su des habitants de la localité — les divers phénomènes physiques et moraux qui constituent les *prodrômes de la rage confirmée* : des douleurs et de l'engourdissement paralytique dans les articulations, des frissons et des picotements dans diverses parties du corps, des faiblesses et des sueurs intermittentes, des lourdeurs de tête et, plus tard, de l'inappétence ; enfin une physionomie habituellement sombre et taciturne et parfois un regard presque farouche dénotaient chez eux une tristesse et une inquiétude profondes.

« Or, après un traitement à l'*hydrophobin*, qu'ils ont suivi, sur mes indications, pendant près de deux mois (du 15 avril au 15 juin), il se trouve que mes deux enragés — dont j'offre de donner l'adresse à quiconque désirerait s'assurer par lui-même de l'authenticité du fait — ont vu leur état s'améliorer peu à peu, de jour en jour et se trouvent aujourd'hui presque entièrement guéris. Je veux toutefois attendre encore quelques temps pour publier dans les journaux ces deux guérisons simultanées de rage confirmée au début dues à l'homœopathie. »

*

.La lettre de M. le Dr Gras fit quelque bruit, plusieurs journaux de Paris la reproduisirent dans leurs colonnes.

M. Bouley, alors président de l'Académie des Sciences, m'écrivit à ce sujet ce qui suit :

« Il y a bien des choses qui m'étonnent dans les affirmations de M. le docteur Gras, mais ce dont je suis le plus frappé c'est que les partisans de la doctrine homœopathique, qui se déclarent armés contre la rage d'une si grande puissance que « pour relater seulement la *centième partie* des triomphes qu'ils ont obtenus, il leur faudrait allonger *indéfiniment* leurs articles »; ce qui me frappe, disais-je, c'est que les homœopathes ne se soient pas servis de cette puissance même pour imposer leur doctrine aux esprits les plus récalcitrants.

« Pour les maladies susceptibles de guérir spontanément, on peut toujours contester que la guérison qui survient à la suite d'un traitement homœopathique se rattache avec certitude à l'emploi de ce traitement ; mais si l'homœopathie faisait la preuve incontestable que, grâce aux vertus qu'elle a découvertes dans certains médicaments, une maladie telle que la rage, que de tous temps et partout on s'est toujours accordé pour affirmer incurable, guérit cependant et dans la grande proportion qui vient d'être indiquée ; si, disais-je, l'homœopathie faisait cette preuve, les plus sceptiques seraient bien obligés de se rendre et de confesser son principe, c'est-à-dire la grande activité des agents médicamenteux en raison directe de *l'infinitésimité* des doses. Comment pourrait-on s'inscrire contre ce principe en présence de ce grand résultat dont l'homœopathie vous rendrait témoins : la neutralisation du virus rabique, en pleine pullulation dans un organisme, par l'administration de doses infinitésimes d'un médicament approprié ?

« Je m'étonne, je le répète, que les homœopathes n'aient pas fait valoir, en faveur de leur doctrine, la puissance d'un argument aussi irrésistible ; et ce dont je ne suis pas moins étonné c'est que leurs médications — car il y en a plusieurs — si elles sont efficaces au point qu'on l'affirme, ne se soient pas imposées, par la force même des résultats si heureux qui leur sont attribués, aux médecins allopathes et que partout où un malheureux est en proie à la rage, ceux-ci, n'obéissant qu'à leurs sentiments d'humanité, n'aient pas fait le sacrifice de leurs convictions scientifiques, en demandant aux homœopathes de venir leur apporter le secours de leur puissance thérapeutique. S'il n'en a pas été ainsi ; si depuis cent ans bientôt que la doctrine homœopathique est sortie du cerveau d'Hanemann, les médications antirabiques basées sur cette doctrine ne se sont pas propagées et imposées par la force même de leur efficacité, c'est que, sans doute, cette efficacité est illusoire. Si elle était ce qu'affirme le docteur Gras, rien n'aurait pu prévaloir contre une vérité réalisant un si grand bienfait et les homœopathes sont aujourd'hui trop nombreux et trop actifs pour ne pas l'avoir imposée.

« Les homœopathes revendiquent non-seulement la découverte de médications propres à guérir la rage à *ses différentes phases*, même les plus avancées, mais aussi celle d'un médicament prophylactique, « *l'hydrophobin* », « qui n'est autre que le virus atténué, le *vaccin* de l'hydrophobie, découvert par le docteur Lux, vétérinaire homœopathe de Leipzig, en l'an 1823, pas mal d'années, par conséquent, avant la *deuxième découverte* du vaccin rabique par l'académicien Pasteur. »

« J'ignore ce que c'est que cet *hydrophobin*, comment on le prépare, comment on l'administre, les effets qu'il produit ; mais s'il possède les vertus que lui attribue le docteur Gras, on avouera que les homœopathes se sont montrés bien peu soucieux des intérêts de l'humanité en ne faisant pas plus d'efforts pour répandre leur précieux remède et pour en faire bénéficier la longue série de malheureux qui, depuis 1823, auraient pu être préservés, grâce à son intervention, des cruelles atteintes de la rage.

« Tout autre aura été la conduite de « l'académicien » Pasteur. Depuis cinq ans la question de la prophylaxie de la rage, par l'inoculation de son virus atténué, est l'objet de ses préoccupations et de ses recherches incessantes.

« Si les résultats que l'on obtient par l'administration de l'hydrophobin, à doses homœopathiques, sont les mêmes que ceux obtenus par M. Pasteur, combien n'est-il pas dommage que les homœopathes aient laissé la rage faire tant de victimes depuis 1823, quand ils auraient pu les sauver avec quelques prises infinitésimales d'hydrophobin ! »

La rage bien que fatalement mortelle dans presque tous les cas, peut cependant guérir même sans traitement dans quelques rares circonstances, ainsi qu'en témoignent les observations de Pasteur, Gibier, Galtier, etc.

Voilà donc un premier point : la rage

guérissant dans quelques rares cas sans l'emploi d'aucun traitement.

On a vu aussi des cas de guérison se produire alors que les malades étaient soumis à un traitement (curare, oxygène, électricité, strychnine, noix vomique, etc.) mais dans ces observations il semble bien que l'effet obtenu ait été le résultat de la réaction de l'organisme contre le germe morbigène plutôt que celui des agents employés.

Tous les médicaments vantés jusqu'à présent comme spécifiques ont échoué dans le traitement des rages développées expérimentalement. MM. Pasteur, Gibier, Chamberland, Toussaint, Galtier, sont restés impuissants devant les cas de rage obtenus par l'inoculation artificielle surtout quand la maladie avait déjà fait son apparition. Les médecins ont commis maintes fois des erreurs : ayant vu des personnes mordues rester indemnes, ils ont souvent attribué à telle ou telle médication la non-apparition de la rage.

Les tentatives faites, et elles sont nombreuses, pour guérir la rage confirmée sont restées sans résultat dans les laboratoires.

Jusqu'à présent la conclusion qui s'en dégage est la suivante : la rage est une maladie généralement mortelle, elle peut

disparaître spontanément dans quelques
très-rares cas, mais l'agent thérapeutique,
le médicament propre à la guérir reste
encore à déterminer.

Des affirmations émanant de quelques
médecins et attestant des guérisons ne
peuvent peser d'un grand poids dans la
balance et cela pour deux raisons : parce
que les faits relatés ne se présentent généralement pas avec toutes les conditions
de la certitude scientifique, et parce que
les erreurs de diagnostic expliquent souvent les résultats observés, témoin le fait
rapporté il y a deux ans par le docteur
Dumont, chirurgien de l'Hôtel-Dieu de
Caen, qui croyait avoir guéri au moyen du
nitrate de pilocarpine un homme enragé
et qui n'avait eu à soigner qu'un ivro-
gne atteint du delerium tremens.

Je terminerai ce court exposé du traitement thérapeutique, en donnant ici l'opinion émise par quelques maîtres dans la
science médicale.

Vidal de Cassis (traité de Pathologie revu par Fano) dit :

« La liste des moyens proposés contre la
rage est longue et l'on peut dire, sans être
taxé d'exagération, qu'aucun n'a réussi. La
classe nombreuse et variée des antispas-

modiques, des narcotiques, des toniques, des excitants, des antiphlogistiques, des diaphorétiques : tous les moyens enfin que la science avoue, et même ceux qu'elle n'avoue pas, ont été mis à contribution.

« Le rationalisme a donc échoué comme l'empirisme. Plusieurs praticiens espèrent encore en la belladone, à la dose de plusieurs grains qu'on augmente jusqu'au narcotisme, le calomel ou le mercure en friction jusqu'à la salivation, compte encore des partisans... tous ces moyens n'ont obtenu aucun succès complet.

« La rage une fois déclarée étant mortelle, il faut chercher à la prévenir. » (Tome 1, page 300).

Le docteur Bürggraeve, père de la médecine dosimétrique, s'exprime ainsi : « Tous les traitements curatifs, imaginés jusqu'à présent, n'ont jamais donné aucun résultat heureux. » (Manuel de médecine dosimétrique).

Hurtrel d'Arboval (Dictionnaire de médecine vétérinaire, revu par Zundel) dit : « Nous sommes forcé d'être court à propos du traitement de la rage, car malgré les mille et mille remèdes préconisés à travers les siècles, remèdes dont la multiplicité même prouve l'inanité, l'on ne possède pas encore de remède contre la rage confirmée. »

La rage doit aujourd'hui encore être considérée comme incurable, comme l'a dit Ambroise Paré : « Ceux qui sont tombés en hydrophobie, jamais ne guérissent. » Les remèdes infaillibles contre la rage n'ont guère soutenu les essais qu'on en a faits ; les frictions mercurielles, l'usage de la belladone, de la scrophulaire, des plantes exotiques, etc., etc., ne se sont pas montrés plus efficaces que les bains froids ou chauds, que l'électricité, etc. » (Tome III, page 357).

Tabourin, dans son traité de matière médicale, dit : « Vers la fin du siècle dernier, la belladone fut prescrite comme remède spécifique de la rage par Müench et ordonnée dans le nord de l'Allemagne par l'autorité supérieure. Aujourd'hui, on est parfaitement convaincu de son impuissance contre cette redoutable affection. » (Tome I, page 703).

TRAITEMENT PROPHYLACTIQUE DE LA RAGE

Si le traitement thérapeutique de la rage reste encore à déterminer, le traitement prophylactique, au contraire, a reçu de M. Pasteur une solution parfaite.

Le savant professeur de l'Ecole Normale

Supérieure de Paris est arrivé, en effet, à obtenir la guérison de cette affection et cela à l'aide d'un *vaccin*.

Une étude sur la prophylaxie de la rage comprend deux parties :

1° Des soins à donner aux personnes mordues ;

2° Histoire de la guérison de la rage par la vaccine.

Nous allons décrire séparément chacune de ces parties.

SOINS A DONNER AUX PERSONNES MORDUES

Si l'on ne connaît pas encore de traitement curatif de la rage, au moins peut-on compter sur un traitement préservatif. — Se préserver de la rage lorsque l'on vient d'être mordu par un animal enragé est certes la première préoccupation que l'on doit avoir, d'autant plus que la chose est possible. A ce sujet, le lecteur voudra bien me permettre d'entrer dans quelques détails.

Je suis certain que si l'on savait mieux la manière de se soigner et si d'autre part le pharmacien que l'on va consulter employait une cautérisation suffisamment forte, l'on aurait bien moins de victimes à déplorer. Est-on mordu par un chien enragé, l'on se contente de laver la plaie avec de l'ammoniaque ou du vinaigre ou de l'eau phéniquée. Ces moyens sont absolument incapables de préserver la personne de l'invasion du virus rabique.

Il faut que la cautérisation soit très profonde, il faut employer les caustiques les plus énergiques. Le malade souffrira davantage sur le moment, j'en conviens, mais les douleurs d'un instant ne sont rien à côté de celles qui peuvent survenir plus tard si l'on a craint d'agir avec énergie.

Pour ne citer qu'un exemple, une statistique donne pour les blessures parfaitement cautérisées une mortalité de 51 0/0, pour les blessures mal cautérisées une mortalité de 85 0/0. (Comité d'hygiène 1867-1868).

Ces chiffres s'éloignent beaucoup de la vérité, dit le docteur Prompt, et cela pour une raison bien simple et qui est dans la nature même des choses. C'est que les individus cautérisés ou non, chez lesquels la rage ne se développe pas, échappent naturellement à l'observation et à la statistique.

Les données usuelles de la pratique médicale montrent que le développement de la rage n'est pas facile chez l'homme. Ce n'est pas 85 individus sur 100 qui deviennent enragés après une cautérisation nulle ou incomplète, c'est 5 sur 100 peut-être ; ce n'est pas 31 sur 100 qui succombent après une cautérisation faite convenablement, c'est « 1 sur 500 ou même moins. » (Dr Prompt).

Cette immunité de l'homme explique parfaitement les prétendus succès obtenus à la suite des traitements les plus absurdes et notamment les succès « très-bien constatés qui ont été observés à la suite des pèlerinages de Saint-Hubert » et à la suite de divers procédés usités chez les anciens.

✳

Lorsque l'on vient d'être mordu par un chien enragé, la première indication à remplir consiste à empêcher l'absorption du virus rabique.

Pour cela faire, il faut avoir recours à des lavages, à des grattages exécutés sur la plaie, à la succion, à la compression exercée autour du point où siège la morsure et surtout à la cautérisation.

Il faut donc immédiatement, à l'aide d'un lien (ficelle, mouchoir) énergiquement serré, comprimer le membre atteint au-dessus de la blessure, entre celle-ci et le cœur. Cette pratique aura pour effet d'empêcher l'absorption et surtout de faire saigner la plaie : on peut espérer que le sang et le liquide virulent seront entraînés en même temps. Cela fait, on lavera la morsure à grande eau, et, si l'on n'a pas de l'eau à sa disposition l'on ne se fera aucun scrupule d'employer son urine. En même temps, on comprimera fortement la plaie pour en faire sortir le sang et le virus qu'elle peut contenir.

Un bon moyen propre à faire sortir les liquides contenus dans la morsure est la succion immédiate que la personne mordue peut pratiquer elle-même, à la condition de n'avoir pas de plaies ou de blessures aux lèvres.

Il est bon, dans certains cas, de râcler la plaie avec un instrument tranchant (couteau, bistouri) ; à la rigueur l'on pourra même la débrider afin que le caustique que l'on va employer agisse mieux. Une fois ces dispositions préliminaires prise, l'on cautérise.

La cautérisation doit toujours être employée le plus tôt possible, car l'absorption du virus est rapide, comme nous l'avons déjà dit.

Celse conseillait l'extirpation de la partie mordue quand l'opération était possible sans danger. La cautérisation à laquelle an doit toujours accorder la préférence est le *fer rouge*. Si l'on est à proximité d'un atelier de maréchal-ferrant, de lampiste, de serrurier, etc., il ne faut pas hésiter à recourir au fer rouge.

Il faut cautériser, brûler aussi profondément que la structure de la région le permettra. L'application du fer rouge sera réitérée à plusieurs reprises. Si cette cautérisation est impossible et si l'on est à proximité d'une pharmacie, il faut alors avoir recours aux caustiques. Voici ceux que l'observation et l'expérimentation ont permis de conseiller :

Au premier rang il faut placer le *beurre d'antimoine* (chlorure d'antimoine), puis le caustique de Vienne (chaux vive et potasse pure), le nitrate acide de mercure, la potasse caustique, l'acide nitrique, l'acide sulfurique. Viennent ensuite, mais à des degrés bien moindres, le nitrate d'argent (pierre infernale), l'eau de rabel, l'ammoniaque, la teinture d'iode, etc., etc.

La potasse caustique, dit le docteur Prompt, fait des brûlures aussi profondes que le fer rouge et elle est beaucoup plus facile à manier. A la vérité elle n'agit que sur les surfaces dénudées. Aussi quand on veut cautériser la peau, comme cela est souvent nécessaire pour les petites morsures, qui font au-dessous du derme une plaie en séton, le fer rouge est préférable.

La cautérisation produite par la déflagration de la poudre est aussi un excellent moyen qui peut être employé dans certains cas où tout autre procédé fait défaut; quand on se trouve à la chasse, par exemple.

Lorsqu'on doit cautériser au voisinage d'un organe important qu'il faut absolument ménager, le meilleur agent qu'on puisse employer est le caustique de Vienne, dont il est facile de limiter l'action d'une manière très précise et qui brûle aussi bien le derme que les surfaces dénudées.

Si les plaies sont trop vastes en surface pour qu'il soit possible de les cautériser profondément, le meilleur procédé est de les laver avec de la teinture d'iode. Cela peut se présenter quand on doit traiter des morsures qui sont le fait d'un chien de forte taille ou d'un loup.

« J'ai observé une fois un blessé chez lequel la joue gauche était séparée du reste de la face depuis l'œil jusqu'au menton et formait un lambeau qui retombait sur l'oreille et la couvrait entièrement. Le lavage à l'iode aurait été le seul moyen qu'on eût pu employer pratiquement sur une plaie aussi vaste. Heureusement l'on était certain que l'animal n'était pas enragé. C'était un chien de garde, très-féroce, qu'on avait eu l'imprudence de ne pas tenir enchaîné et qui n'avait jamais donné aucun signe de maladie. Le caractère dangereux de cet animal expliquait suffisamment son action. » (Dr Prompt).

Il paraît que des faits analogues ne sont pas rares en Russie et qu'ils résultent fréquemment des attaques de loups enragés.

La cautérisation au nitrate d'argent ne doit être employée qu'à un point de vue moral ; elle est trop superficielle pour qu'on lui attribue la moindre efficacité.

IV

HISTOIRE DE LA GUÉRISON DE LA RAGE

Dans ce court exposé, il ne peut être question de décrire les nombreux essais tentés depuis longtemps par plusieurs médecins, pas plus que les expériences faites depuis de longues années par M. Pasteur et qui furent comme le précurseur de la grande découverte de 1885 : je me contenterai seulement d'indiquer le résultat des dernières recherches faites par le savant professeur en 1884 et 1885.

Au mois d'octobre dernier, M. Pasteur adressait à l'Académie des Sciences une communication portant, non pas, comme on le croit, sur la guérison proprement dite de la rage, mais bien sur une méthode propre à empêcher le développement de cette maladie lorsqu'elle n'a pas encore éclaté sur une personne mordue par un animal enragé.

Pasteur *prévient* la rage qui est encore dans la période d'incubation c'est-à-dire qui ne se manifeste pas encore par des symptômes, mais il ne guérit pas la personne qui présente déjà des signes de malade.

Le 30 mai 1881, après deux ans d'études approfondies sur la question le savant

professeur parvint à démontrer que le siège
principal du virus rabique, en grande quantité et en parfaite pureté, se trouve dans le
le système nerveux, et principalement dans
cerveau. Dès lors, les expériences faites par
Pasteur, eurent pour point de départ l'ino-
culationde la rage par le transport du virus
rabique à la surface du cerveau.

COMMUNICATION DU 25 FÉVRIER 1884

Le 25 février 1884, dans une communication adressée à l'Académie des Sciences,
Pasteur annonçait qu'il était parvenu à
rendre *vingt-trois* chiens réfractaires à la
rage, et cela à l'aide d'une méthode qu'il
ne pouvait indiquer encore avant d'avoir
élucidé complètement la question et véri-
fié l'exactitude du fait par un très grand
nombre d'observations :

« Nous possédons en ce moment vingt-
trois chiens qui subissent sans danger
des inoculations virulentes rabiques. Pouvoir rendre des chiens réfractaires à la
rage, ce serait non seulement une solution de la question de prophylaxie de
cette affection chez le chien, mais encore
chez l'homme, puisque l'homme ne contracte jamais la rage qu'à la suite d'une
morsure.....

« Nous avons trouvé le moyen, assez
pratique, d'obtenir les chiens réfractaires

à la rage en nombre aussi grand qu'on peut le désirer. »

La communication adressée par M. Pasteur, le 22 février 1884, à l'Académie des sciences, fit grand bruit; il s'agissait en effet, pour la première fois, de la grande question de la *Prophylaxie de la rage.*

Comme toujours, lorsqu'une découverte importante est française, il y eut des incrédules et des jaloux.

Les incrédules — et ils étaient en grand nombre — produisirent de nombreuses objections, critiquèrent sans doute avec esprit, mais outre mesure, les expériences du professeur et tirèrent la conclusion suivante : La découverte de Pasteur, relative à la guérison de la rage, n'est point fondée.

« M. Pasteur croit avoir démontré la curation de la rage, et surtout la prophylaxie, nous croyons qu'il n'a prouvé ni l'une ni l'autre; il a seulement établi en leur faveur quelques présomptions », écrivait à ce propos le docteur D..., dans un journal scientifique.

Les jaloux — ils étaient plus nombreux encore que les incrédules — cherchèrent de longs et ténébreux détours.

Pour eux, les découvertes de Pasteur étaient ou fausses ou invraisemblables, ou copiées sur différents auteurs.

« Ce ne sont que des expériences de laboratoire, disaient-ils, expériences curieuses, il est vrai, mais n'ayant et ne pouvant avoir aucune utilité pratique. »

Deux professeurs de la Faculté de médecine de Paris, dans une leçon inaugurale, se laissèrent aller jusqu'au point d'accuser les découvertes de Pasteur d'être « stériles et dangereuses » pour la médecine humaine.

En France, faut-il le dire, hélas ! — mais davantage encore à l'étranger — les brillants succès obtenus par Pasteur firent naître une véritable coalition qui criait : « *Anathème !* » à toutes les observations sortant du laboratoire de la rue d'Ulm. Cette ligue savante, que la jalousie seule avait suscitée, fut pendant longtemps dirigée par l'Université de Berlin, sous les auspices du célèbre docteur Koch.

Sans se laisser émouvoir par la critique, le savant français, imbu de ces sentiments de patriotisme et d'humanité que rien ne saurait ternir, n'en continua pas moins ses recherches, et le 19 mai 1884 sa parole retentit de nouveau au sein de l'Académie des Sciences, faisant connaître cette fois les premiers éléments de la prophylaxie de la rage.

COMMUNICATION DU 19 MAI 1884

Par quel procédé Pasteur était-il parvenu à rendre vingt-trois chiens réfractaires à la rage ?

Dans sa communication du mois de février 1884, le professeur n'avait pas indiqué par quelle méthode précise il était arrivé à atténuer le virus rabique ; ce ne fut que dans le rapport adressé le 19 mai de la même année à l'Académie des Sciences, que M. Pasteur enseignait qu'il avait eu recours à l'organisme du *singe* pour atténuer, pour diminuer la force vitale du virus de la rage et produire ainsi un véritable *vaccin*.

Comme je l'ai déjà dit, Pasteur inocule le virus de la rage à la surface du cerveau des animaux soumis aux expériences. Pour cela faire, il procède de la façon suivante : A l'aide d'un trépan, sorte de vilebrequin, il enlève une rondelle des os du crâne à l'animal, mettant ainsi à découvert une certaine partie de la dure-mère. Puis, muni d'une petite seringue dite de Pravaz, l'expérimentateur injecte une certaine quantité de virus rabique dans la cavité de l'arachnoïde, où l'absorption se fait avec une extrême facilité, les surfaces séreuses étant les plus propres à remplir cette fonction, parmi toutes les surfaces de l'économie. Nous verrons plus tard à quelle source Pasteur s'adresse pour avoir du virus rabique en abondance, surtout lorsqu'il s'agit d'appliquer le traitement prophylactique de la rage à l'homme.

Faites de la façon que je vais indiquer les inoculations cérébrales ont pour résultat :

1º De TOUJOURS déterminer, de toujours provoquer la rage, chose qui n'a pas lieu (il s'en faut de beaucoup) quand on veut faire naître cette affection par la méthode des inoculations habituelles, telles que par les piqûres à la peau, par les injections d'un virus dans un vaisseau sanguin, etc.

2º Les inoculations cérébrales ont encore pour effet de DIMINUER d'une manière très-notable la durée de la période d'incubation en ce qui concerne la rage et, de plus, de rendre cette période d'incubation à peu près *fixe et invariable*, ce qui n'a jamais lieu avec les inoculations habituelles, car, comme je l'ai déjà dit, rien n'est plus variable que la période d'incubation de la rage, cette période pouvant s'étendre chez le chien de 30 jours à 9 mois.

⁕

Si l'on prend du virus rabique provenant d'un chien enragé, et si l'on porte ce virus à la surface du cerveau d'un singe, c'est-à-dire si l'on inocule la rage à cet animal, que va-t-il arriver ?

Au bout de quelques jours, le singe inoculé va présenter tous les symptômes de la rage, mais avec cette différence essentielle, que chez ce singe les signes de rage seront *moins accentués, moins intenses* que ceux que l'on a l'habitude d'observer chez un chien enragé.

Si, prenant du virus rabique sur ce premier singe enragé, on inocule avec ce virus un deuxième singe, l'on ne tardera pas à constater de nouveaux phénomènes. Cette fois, la rage sera plus lente à se manifester que dans le premier cas, et de plus, lorsque la maladie sera arrivée à sa période la plus intense, il sera facile de remarquer que les symptômes rabiques présentés par ce deuxième singe inoculé avec le virus du premier, sont encore *moins accentués*, moins forts que dans l'inoculation précédente... *Ainsi donc, l'énergie, l'intensité, la force vitale du virus rabique vont en diminuant, en s'affaiblissant à chaque passage successif de singe à singe.*

En pratiquant de la sorte plusieurs inoculations successives, il arrive un moment où le virus rabique, puisé sur le dernier singe inoculé, est tellement affaibli en virulence que, porté dorénavant à la surface du cerveau d'un chien, il ne donne lieu qu'à une rage légère, bénigne, qui ne fait point mourir et qui cependant préserve le chien ainsi inoculé des terribles effets de la rage ordinaire, c'est-à-dire le rend réfractaire à la rage au moins pendant un certain temps. C'est là ce que l'on appelle la *Vaccination de la rage.*

« Si l'on passe du chien au singe, et ultérieurement de singe à singe, la virulence du virus rabique s'affaiblit à chaque passage. Lorsque la virulence a été diminuée par ces passages de singe à singe, si le virus est ensuite reporté sur le chien, sur le lapin, il reste encore atténué. En d'autres termes, la virulence ne revient pas de prime-saut à la virulence du chien à rage des rues. L'atténuation, dans ces conditions, peut être amenée facilement par un petit nombre de passages de singe à singe, jusqu'au point de ne jamais donner la rage au chien par des inoculations hypodermiques.

« L'inoculation par la trépanation, méthode si infaillible pour la communication de la rage, peut même ne produire aucun résultat, en créant néanmoins pour l'animal un *état réfractaire à la rage.* » — (PASTEUR.)

❋

Poursuivant sans relâche ses recherches, Pasteur reconnut que les divers phénomènes que l'on observe en faisant passer le virus rabique par une série successive de singes, se présentent dans une sens tout-à-fait *opposé* quand on fait passer ce même virus par l'organisme du lapin.

Ainsi, la rage du chien inoculée au lapin, donne lieu chez ce dernier à des manifestations rabiques plus prononcées que chez le chien : la *période d'incubation est plus courte*, ce qui prouve que l'organisme du lapin est plus favorable au développement de la rage que l'organisme du chien ; et de plus les symptômes rabiques sont *plus intenses, plus prononcés* chez le lapin que chez le chien.

Un deuxième lapin, contaminé avec le virus du premier lapin inoculé, présente au bout d'une période d'incubation *encore plus courte* que précédemment, *des symptômes rabiques plus intenses que dans le premier cas*.

Donc, tandis que le singe diminue la force vitale du virus de la rage, le lapin au contraire l'augmente.

« La virulence du virus rabique s'exalte quand on passe de lapin à lapin. Lorsque la virulence est exaltée et fixée au maximum sur le lapin, elle passe exaltée sur le chien, et elle se montre beaucoup plus intense que la virulence du virus rabique du chien à rage des rues. Cette virulence est telle, dans ces cor.ditions, que le virus qui la possède, inoculé au chien, lui donne constamment une rage mortelle. » (Pasteur).

Certes, voilà un résultat bien curieux, car il prouverait que la rage est une maladie particulière aux Rongeurs (rats, lapins, cobayes, etc) maladie pouvant, comme la plupart des affections virulentes, se trasmettre aux chiens, chats, loups, moutons, etc., etc. — tout en perdant de sa virulence, à travers ces passages successifs comme cela a lieu, du reste, pour plusieurs autres affections.

L'atténuation de cette virulence est plus forte chez le singe que chez le chien.

Ce serait donc à tort que l'on considérerait la rage comme étant une maladie particulière à l'espèce canine. Cette opinion a été émise par plusieurs savants.

Si la virulence de la rage peut être accrue, en faisant passer le virus par l'organisme du lapin, ce n'est que graduellement que cet accroissement s'opère ; de même que ce n'est que graduellement que cette virulence s'atténue à travers l'organisme du singe. La rage du chien, considérée sous

le rapport de *la force*, sert d'intermédiaire
entre la rage du lapin et celle du singe.

L'expérimentateur a donc à sa disposi-
tion des virus rabiques atténués de diver-
ses forces ; les uns non mortels, préser-
vant l'économie des effets de virus plus
actifs, et ceux-ci des effets de virus mor-
tels.

« Quoique la virulence rabique s'exalte
dans son passage de lapin à lapin ou de
cobaye à cobaye, il faut plusieurs passages par le corps de ces animaux pour qu'elle récupère son état de virulence maximum, quand elle a été diminuée d'abord
chez le singe. De même la virulence du
chien à rage des rues exige, quand elle est
portée sur le lapin, plusieurs passages par
des individus de cette espèce, avant d'atteindre son maximum. »

L'organisme du lapin se comporte donc
comme un véritable condensateur de la
virulence.

Une application raisonnée de ces résultats permet aisément de rendre les chiens
réfractaires à la rage.

Prenons un exemple : Un chien est inoculé avec un virus rabique que l'on a atténué par plusieurs passages successifs à
travers l'organisme du singe. La rage que
l'on communique ainsi à ce chien n'est
point mortelle pour lui ; son organisme

se fait, pour ainsi dire, à cette virulence.

L'on inocule ensuite à ce même chien un virus rabique légèrement plus fort ; l'organisme de l'animal jouissant déjà d'un premier degré d'immunité, étant déjà *habitué* à la rage, si l'on peut parler ainsi, résiste à cette seconde opération, laquelle aura encore pour effet d'augmenter le degré d'immunité déjà acquise par la première inoculation. L'on fait ainsi une série d'inoculations de plus en plus intenses. En définitive, chaque opération ajoute sa part d'immunité à celle des inoculations précédentes.

En résumé, on soumet le chien à l'action de virus d'intensité croissante : le premier, le plus faible, donnant un premier degré d'immunité contre un deuxième plus fort, qui a pour effet d'accroître l'immunité déjà acquise, de telle sorte qu'un troisième peut être supporté, qui ajoute sa part d'immunité aux deux autres et rend, en définitive, l'organisme capable de résister à l'action du virus mortel. La vaccination est donc basée sur la graduation croissante dans les actions virulentes auxquelles on soumet l'animal. Il y a là, comme on le voit, une sorte *d'empoisonnement lent et graduel*, empoisonnement semblable à celui d'une personne qui s'habitue aux effets d'un poison par des doses non meurtrières

au début, mais augmentant graduellement.

Pasteur termine sa communication,
adressée le 19 mai à l'Académie des Sciences, par les observations suivantes :

« Il y aurait un intérêt considérable,
présentement et jusqu'à l'époque éloignée
de l'extinction de la rage par la vaccination, à pouvoir supprimer le développement de cette affection à la suite de morsures par des chiens enragés. Sur ce point,
les premières tentatives que j'ai entreprises me donnent les plus grandes espéran-
ces de succès. Grâce à la durée de l'incubation de la rage à la suite de morsures,
j'ai tout lieu de croire que l'on peut sûrement déterminer l'état réfractaire des sujets avant que la maladie mortelle éclate à
la suite de la morsure.

« Les premières expériences sont très
favorables à cette manière de voir ; mais
il faut en multiplier les preuves à l'infini
sur des espèces animales diverses, avant
que la thérapeutique humaine ait la har-
diesse de tenter sur l'homme cette prophylaxie.

« L'Académie comprendra que, malgré
la confiance que m'inspirent mes nombreuses expériences, poursuivies depuis quatre années, ce n'est pas sans quelque appréhension que je publie aujourd'hui des

faits qui ne tendent à rien moins qu'à une prophylaxie possible de la rage. »

·*·

Pendant quelque temps les discussions et les critiques menèrent grand train autour de cette découverte.

Pour mettre fin à cet état des choses, le savant professeur résolut de confondre ses contradicteurs.

« Si j'avais eu à ma disposition des moyens matériels suffisants, j'aurais été heureux de ne faire la communication relative à la guérison de la rage qu'après avoir sollicité de l'obligeance de quelques-uns de mes confrères de l'Académie le contrôle des conclusions que j'ai fait connaître.

« C'est pour obéir à ces scrupules et à ces mobiles que j'ai pris la liberté d'écrire, ces jours derniers, à M. le ministre de l'instruction publique, en le priant de vouloir bien nommer une commission à laquelle je soumettrai mes chiens réfractaires à la rage. L'expérience maîtresse que je tenterais en premier lieu consisterait à extraire des mes chenils vingt chiens réfractaires à la rage, qu'on placerait en comparaison avec vingt chiens devant servir de témoins. On ferait mordre par des chiens enragés successivement ces quarante chiens. Si les faits que j'ai annoncés sont exacts, les vingt chiens considérés par moi comme réfractaires *résisteront tous*, pendant que les vingt témoins prendront la rage. Une seconde expérience, non moins décisive, aurait pour objet quarante chiens, dont vingt vaccinés devant la commission et vingt non vaccinés. Les quarante chiens seront ensuite inoculés par trépanation avec le virus de chien enragé. Les chiens vaccinés résisteront ; les vingt autres mourront tous de la rage. »

Le coup devait être décisif. Le Ministre de l'instruction publique obtempéra au désir de l'illustre savant dont s'honore la France, et désigna MM. Béclard, doyen de la Faculté de médecine de Paris ; Paul Bert, professeur à la Faculté des sciences ; Bouley, vétérinaire, membre de l'Institut ; Tisserand, conseiller d'Etat ; Villemin, professeur à l'Ecole de médecine militaire ; Vulpian, professeur à la Faculté de médecine.

Cette commission, dite *de la rage*, nomma M. Bouley président, et M. Villemin secrétaire.

TRAVAUX DE LA COMMISSION DITE DE LA RAGE

Les expériences promises par Pasteur eurent lieu les premiers jours du mois de juin et le 6 août 1884, M. Bouley adressait son rapport au Ministre de l'Instruction publique.

Lettre et rapport présentés au Ministre de l'Instruction publique et des Beaux-Arts par la Commission chargée de contrôler les expériences de M. Pasteur sur la prophylaxie de la rage :

Paris, le 6 Août 1884.

Monsieur le Ministre,

Après avoir soumis aux Académies des Sciences et de Médecine les résultats de ses expériences sur les *inoculations préventives de la rage*, M. Pasteur vous a prié de vouloir bien nommer une commission officielle, devant laquelle il répéterait ces expériences, afin de leur donner le plus grand caractère possible d'authenticité. Vous avez obtempéré à son désir et vous nous avez confié l'honorable mission d'assister aux démonstrations que M. Pasteur se proposait de faire pour produire les preuves de la réalité de la grande et mémorable découverte qu'il avait annoncée au monde savant.

Nous sommes heureux, Monsieur le Ministre, de venir porter aujourd'hui témoignage devant vous que M. Pasteur n'a rien annoncé qui ne fût rigoureusement exact. Oui, la science, entre ses mains, a résolu le problème de rendre le chien réfractaire à la rage par une inoculation préventive du virus atténué de cette maladie, comme elle avait réussi, par une méthode identique, à investir l'organisme du mouton d'une complète immunité contre les atteintes du charbon. Le rapport que nous vous soumettons aujourd'hui ne laisse à cet égard aucun doute possible. Tous les chiens que M. Pasteur nous a déclarés *réfractaires*, de par l'immunité qui leur avait été conférée, ont résisté aux épreuves d'inoculation qui leur ont été faites avec les virus les plus forts et par les procédés reconnus les plus sûrs, tandis que la plupart des chiens qui leur servaient de *témoins*, c'est-à-dire qui ont été soumis aux mêmes épreuves, sans avoir été prémunis contre leurs effets, par une inoculation préventive, n'ont pu les supporter et ont péri par la rage.

Ce résultat est décisif.

Mais d'autres expériences restent à faire, notamment pour apprécier la durée de l'immunité dont les chiens sont investis par l'inoculation préventive et surtout pour résoudre cette autre question d'une si grande importance au point de vue de la prophylaxie de la rage humaine, celle de savoir si, après une morsure reçue, l'action préventive de l'inoculation avec le virus atténué peut-être efficace à annuler celle du virus inoculé par la morsure.

M. Pasteur a commencé devant la Commission les expériences qui ont pour objet la solution de ce grand problème, mais on conçoit qu'en pareille matière rien ne se peut faire de rigoureux sans le temps et le nombre.

Nous vous soumettons aujourd'hui, Monsieur le Ministre, ce rapport sur la première série des expériences dont nous venons d'être les témoins, afin que M. Pasteur puisse s'en autoriser dans la communication qu'il se propose de faire au Congrès scientifique international de Copenhague, sur ces magnifiques résultats qui honorent à un si haut degré la science française et lui constituent un nouveau titre à la reconnaissance de l'humanité.

Veuillez agréer, etc.

Le Président de la Commission.

BOULEY,
de l'Institut.

A M. Fallières, Ministre de l'Instruction publique et des Beaux-Arts :

Paris, le 4 Août 1884.

Monsieur le Ministre,

Dans le courant du mois de mai dernier, M. Pasteur vous demandait de nommer une Commission à laquelle il désirait soumettre les magnifiques résultats auxquels l'avaient conduit ses expériences sur la rage.

Vous avez aussitôt obtempéré au désir de l'illustre savant dont s'honore la France, et, par votre arrêté du 19 mai, vous avez désigné :

MM. Béclard, doyen de la Faculté de médecine, membre de l'Académie de médecine ;

Paul Bert, professeur à la Faculté des sciences, membre de l'Institut ;

Bouley, professeur au Muséum, membre de l'Institut ;

Tisserand, directeur au ministère de l'agriculture, conseiller d'Etat ;

Villemin, professeur à l'Ecole de médecine et de pharmacie militaire, membre de l'Académie de médecine ;

Vulpian, professeur à la Faculté de médecine, membre de l'Institut.

Cette commission, dite *de la rage*, s'est constituée en votre présence le 28 mai ; elle a nommé M. Bouley président, et M. Villemin secrétaire.

En quittant votre cabinet, elle s'est rendue au laboratoire de M. Pasteur, rue d'Ulm, 45 et rue Vauquelin, 14, où elle a visité l'installation des locaux et plusieurs animaux en cours d'expérience.

Pendant cette visite, son attention est appelée sur un cobaye inoculé de la rage la veille par la méthode de la trépanation et avec un virus d'une intensité extrême. M. Pasteur annonce que cet animal sera pris de rage cinq jours après l'inoculation, c'est-à-dire le 1er juin. Il affirme, en outre, qu'en continuant à inoculer successivement des cobayes avec un fragment de bulbe du cobaye précédent, on provoque constamment la rage des sujets en cinq jours.

Cette précision dans la prévision des résultats a été, en effet, ultérieurement reconnue parfaitement exacte par la Commission qui a suivi le développement de la rage dans une série de cobayes successivement inoculés. Tous ont manifesté les symptômes de la maladie au bout des cinq jours annoncés.

La Commission remarque encore plusieurs lapins inoculés depuis huit jours par un virus violent et qui sont affectés de rage paralytique.

Séance du 1er juin. — Le contrôle des expériences sur les chiens a commencé le 1er juin. Afin d'abréger ses travaux, la Commission propose à M. Pasteur de modifier un peu les termes du programme de sa note académique des 19 et 20 mai. L'inoculation de la rage à la surface du cerveau, au moyen de la trépanation, constituant le procédé le plus rapide et le plus sûr, la commission exprime le désir de commencer tout d'abord les expériences d'inoculation par ce mode opératoire. M. Pasteur s'empresse d'accepter cette proposition et, séance tenante, on inocule : 1º Deux chiens traités antérieurement par M. Pasteur et considérés par lui comme réfractaires à la rage ; 2º La même opération est ensuite pratiquée sur deux chiens indemnes de tout traitement, chiens neufs pris à la fourrière pour servir de terme de comparaison et témoigner de l'activité virulente de la substance employée.

On inocule en outre deux lapins avec le même procédé et le même virus.

La matière d'inoculation est prise sur le bulbe d'un chien atteint de rage des rues, mort la veille à l'infirmerie d'Alfort. Un fragment de ce bulbe est délayé dans un bouillon stérilisé et deux gouttes de ce liquide sont instilées sous la dure-mère de chaque animal.

A cet effet, on applique une petite couronne de trépan de 5 à 6 millimètres de diamètre et, la rondelle osseuse enlevée, on introduit le liquide d'inoculation au moyen d'une seringue de Pravas dont l'extrémité de l'aiguille est recourbée presque à angle droit. De cette façon, l'injection se fait immédiatement au-dessous de la dure-mère, sans intéresser la pulpe cérébrale.

M. Pasteur annonce qu'étant donnée la nature du virus rabique employé, les lapins ne prendront la rage que dans un intervalle de douze à quinze jours environ, qu'il en sera de même des deux chiens témoins et que les réfractaires ne la prendront ni tôt ni tard, quel que soit le temps pendant lequel la Commission les tienne en observation.

Séance du 3 juin. — Une dépêche de M. le vétérinaire Bourrel, demeurant rue Fontaine-au-Roi, 7, ayant annoncé qu'il avait dans son infirmerie un chien rabique furieux et très mordeur, rendez-vous est pris par la Commission qui se fait précéder chez M. Bourrel par un chien vacciné contre la rage par M. Pasteur et par un chien neuf pris à la fourrière, destiné à servir de témoin. On fait mordre ces deux animaux par le chien rabique.

Séance du 4 juin. — M. Bourrel ayant avisé la Commission que le chien enragé la veille avait conservé toute sa vigueur et était encore en état de mordre, on conduit chez lui deux nouveaux sujets ; l'un réfractaire, prélevé parmi les vaccinés du chenil de M. Pasteur et l'autre sortant de la fourrière. Ces deux chiens sont mordus par le chien enragé comme ceux de la veille.

Nous devons noter que la Commission, afin de rendre les expériences plus décisives, a eu le soin, hier et aujourd'hui, de présenter en premier lieu au chien furieux les chiens réfractaires, dans la pensée que la bave des premières morsures pouvait être plus abondante et plus efficace.

Séance du 6 juin. — Le chien rabique furieux, utilisé par M. Bourrel pour les morsures des 3 et 4 juin, ayant succombé à la maladie rabique le 6 au matin, la Commission se réunit l'après-midi dans le laboratoire de M. Pasteur et procède avec le bulbe de cet animal à l'inoculation, par trépanation, de six autres chiens.

De ces six chiens :

1º Trois sont déclarés réfractaires à la rage par M. Pasteur ;

2º Les trois autres sont neufs et sortis de la fourrière.

Des trois réfractaires de cette série, il s'en trouve deux dont l'immunité contre la rage a déjà été éprouvée par inoculation sous la dure-mère le 7 juin 1882, et par inoculation dans la veine du jarret le 17 juin 1883.

Dans cette séance, on inocule en outre deux lapins par trépanation et avec la même matière.

Séance du 10 juin. — M. Bourrel ayant prévenu qu'il avait dans son infirmerie un chien enragé furieux et mordeur, la Commission fait conduire chez lui deux chiens pour être mordus par le rabique ; un réfractaire et un chien neuf de la fourrière.

Séance du 15 juin. — La Commission constate : 1° Qu'un des chiens témoins, trépanés le 1er juin, est pris de rage furieuse ; il est inquiet, ne mange plus depuis le 13 et se précipite pour mordre contre tout ce qui touche à sa cage ; 2° Que les lapins trépanés le 1er juin sont atteints de paralysie rabique : elle se traduit par une grande faiblesse des membres, surtout du train de derrière ; le moindre choc les renverse et ils éprouvent une grande difficulté pour se relever. Cette paralysie a commencé le matin du 14.

Séance du 16 juin. — La Commission constate que le deuxième chien témoin, inoculé le 1er juin, dont elle avait remarqué l'allure suspecte la veille, est aujourd'hui dans un état de rage confirmée. Elle s'assure ensuite du bon état de santé des chiens réfractaires.

Séance du 17 juin. — Sur une dépêche de M. Bourrel, la Commission se transporte rue Fontaine-au-Roi pour observer le chien témoin mordu le 3 juin, et qui est atteint de rage furieuse ; il dévore les planches de sa niche et mord sa chaîne en la secouant avec force.

La durée d'incubation a été remarquablement courte (14 jours), sans doute à cause du nombre des morsures qu'il avait essuyées à la tête.

La Commission remarque qu'un des chiens

témoins, trépanés le 6 juin, est pris de rage paralytique ; il est sensiblement affaibli sur ses jambes, la tête est agitée d'une sorte de tremblement choréique, il est mordeur.

Enfin on fait mordre par un des chiens témoins du 1er juin devenu furieux :

1º Un chien réfractaire du chenil de M. Pasteur ;

2º Un chien neuf, venu de la fourrière.

Séance du 19 juin. — Dans cette séance, la Commission fait inoculer en sa présence :

1º Trois chiens vaccinés, reconnus réfractaires par M. Pasteur ;

2º Trois chiens neufs sortis de la fourrière.

La matière d'inoculation employée provient d'un fragment de bulbe du premier témoin trépané le 1er juin, pris de rage dès le 13 et mort dans la nuit du 18 au 19. L'inoculation, cette fois, se fait dans la veine externe du jarret. On injecte à chaque animal dix gouttes de la dissolution de bulbe dans du bouillon stérilisé. Cette méthode, remarque M. Pasteur, n'a pas la sûreté de la trépanation lorsqu'il s'agit de virus de virulence moyenne.

Séance du 20 juin. — Par la méthode intraveineuse, mais à l'aide du virus rabique le plus virulent que possède M. Pasteur, virus beaucoup plus virulent que celui de la rage des rues, la Commission fait inoculer douze chiens, dont quatre neufs sortis de la fourrière, à titre de témoins, et huit réfractaires pris dans le chenil de la rue Vauquelin.

Séance du 26 juin. — Avec le bulbe du

second témoin, trépané le 1er juin et mort de rage furieuse le 25, la Commission fait inoculer dans la veine du jarret :

1° Un chien témoin venu de la fourrière ;

2° Un chien réfractaire traité par M. Pasteur.

Ce dernier avait été vacciné immédiatement après avoir été mordu par un chien enragé le 9 mars dernier. Un témoin, mordu en même temps que lui et par le même rabique, avait été pris de rage au bout de soixante-cinq jours.

Séance du 28 juin. — M. Paul Simon, vétérinaire, demeurant rue de Pontoise, 3, ayant informé la Commission qu'il avait dans son infirmerie un chien enragé furieux, très mordeur et pouvant servir à plusieurs attaques, celle-ci réunit aussitôt quatre chiens ; deux réfractaires pris dans le chenil de Pasteur et deux témoins extraits de la fourrière. Ces quatre chiens sont mordus par le chien de M. Simon dans la journée du 28 juin.

Telles sont les expériences auxquelles la Commission s'est livrée. Elle a pensé, Monsieur le Ministre, que, dès à présent, et avant qu'elle puisse poursuivre, après les vacances, de nouvelles expériences, elle pouvait utilement vous soumettre les résultats qui ont passé sous ses yeux.

Voici, sous une forme abrégée, l'indication de ces expériences :

1° Les 1er et 6 juin, ont été inoculés par trépanation et avec un virus de chien à rage des rues, dix chiens, dont cinq vaccinés contre la rage et cinq témoins pris à la fourrière ;

2º Les 3, 4, 10, 17 et 28 juin, on a fait mordre, par des chiens enragés de rage, dite spontanée des rues, 12 chiens dont six vaccinés contre la rage et six témoins.

3º On a inoculé par injection intra-veineuse, le 19 juin, six chiens avec le virus de rage des rues ; le 20, douze chiens avec un virus très virulent, sortant du bulbe d'un lapin de quarante-sixième passage, c'est-à-dire ayant passé successivement dans une série de quarante six lapins. M. Pasteur a démontré expérimentalement, devant la Commission, que ce virus donne la rage aux lapins en sept ou huit jours et aux chiens en huit ou dix jours, quand on applique la méthode de trépanation. Enfin, le 26 juin, on a encore inoculé deux chiens, avec le virus d'un témoin mort après inoculation.

La Commission a donc mis jusqu'ici en observation, dans des expériences de diverses natures, quarante-deux chiens, dont vingt-trois présentés par M. Pasteur comme réfractaires à la rage et dix-neuf témoins n'ayant subi aucune inoculation préventive ou vaccinale.

Les résultats constatés par la Commission jusqu'à ce jour se décomposent ainsi qu'il suit :

Les dix-neuf témoins ont présenté trois cas de rage sur six, à la suite des morsures par chiens enragés.

Six cas de rage sur huit, à la suite des inoculations intra-veineuses.

Enfin cinq cas de rage sur cinq, à la suite des inoculations par trépanation.

Les vingt-trois vaccinés, au contraire, n'ont pas offert un seul cas de rage.

Cependant, au cours des expériences, un réfractaire inoculé par trépanation, le 6 juin, est mort le 13 juillet, à la suite d'une diarrhée avec évacuations noires, qui s'est manifestée chez lui, dans les premiers jours de juillet, dans l'infirmerie de M. Bourrel. Afin de savoir si ce chien a pu mourir de rage, on a inoculé son bulbe le 13 juillet, à trois lapins et à un cobaye. Aujourd'hui, 4 août, ces sujets sont encore très-bien portants, et cependant ils ont dépassé le terme habituel où la rage apparaît chez les animaux de leur espèce après l'inoculation intra-crânienne. Ils sont tenus en observation suivie.

Les travaux de la Commission sont loin d'être terminés. En multipliant ses séances, en diversifiant les épreuves qu'elle a demandées à M. Pasteur, elle a voulu, Monsieur le Ministre, répondre à votre confiance et à l'impatience de l'opinion publique.

Il lui reste de nombreux faits à vérifier encore, tout en poursuivant l'examen des divers effets qui ne sont pas encore terminés,

De toutes les séries d'expériences qui lui restent à entreprendre, la plus importante sera celle de la vaccination, faite par elle ou sous ses yeux, d'un grand nombre de chiens neufs, et de la comparaison qu'elle établira ultérieurement entre les chiens, après leur vaccination, et un nombre égal de chiens témoins qui n'auront subi aucun traitement.

En d'autres termes, la série des expériences faites sur les chiens vaccinés par M. Pasteur, a donné des résultats décisifs.

Il reste maintenant à la Commission à soumettre à des épreuves multiples et variées, de nombreux animaux qu'elle aura vaccinés de même.

Plus tard, elle aura à s'occuper de la prophylaxie de la rage chez des chiens mordus, en créant chez eux, pendant la durée de l'incubation, une immunité capable d'empêcher le virus de la morsure de déterminer la rage.

Veuillez agréer., etc,

BOULEY, BÉCLARD, E. TISSERAND, VILLEMIN, PAUL BERT, VULPIAN.

CONGRÈS INTERNATIONAL DES SCIENCES MÉDICALES A COPENHAGUE

Le 10 août 1884 eut lieu à Copenhague, le Congrès international des sciences médicales. La science française y était représentée par un certain nombre de ses membres les plus éminents : MM. Pasteur, Bouchard, Verneuil, Cornil, Chauveau, Ollier, etc.

Dans la séance générale du lundi 11 août, M. Pasteur a fait une conférence qu'il a intitulée : *Maladies virulentes et vaccins. — Rage.*

Messieurs,

Si vos Congrès sont des réunions où s'agitent les plus graves problèmes de la médecine, ils servent encore à marquer pour l'avenir les grands points de direction. Il y a trois ans, à la veille du Congrès de Londres, la doctrine microbienne, appliquée à l'étiologie des maladies transmissibles, était encore vivement attaquée. Des esprits réfractaires aux idées de progrès continuaient à soutenir que « la maladie est en nous, de nous, par nous. »

On pouvait croire que les partisans décidés de la spontanéité morbide se montreraient, à Londres, ardents à la défendre ; mais l'opposition à la doctrine de l'extériorité de la cause première des maladies contagieuses, n'osa pas se manifester, et la discussion sur ces questions ne fut même pas ouverte.

On vit là, une fois de plus, que quand tout est préparé pour le triomphe d'une vérité nouvelle, l'âme commune d'une grande assemblée sait s'incliner devant elle.

Du reste, tous les esprits clairvoyants avaient pressenti que le jour où la génération spontanée des êtres microscopiques avait pu légitimement être taxée d'hypothèse chimérique et que, d'autre part, la vie de ces êtres avait apparu comme la cause principale de la décomposition organique et des fermentations, la théorie de la spontanéité en médecine avait vécu.

C'est également du Congrès de Londres que date la constatation d'un autre progrès de grand avenir, celui de l'atténuation possible des virus, de la variabilité de leurs virulences et de la conservation de celles-ci par des cult   appropriées, de l'application enfin de ces progrès à la médecine des animaux.

Aux microbes-vaccins du choléra des poules et du charbon on a pu en ajouter d'autres. C'est maintenant par centaines de mille que se comptent les animaux préservés contre l'atteinte des maladies contagieuses mortelles. Malgré la vivacité des contradictions qui accueillirent ces nouveautés, elles furent bientôt emportées par le courant des idées nouvelles.

Le cercle des applications du nouveau progrès sera-t-il borné dans l'avenir à la prophylaxie de la maladie des animaux ? Outre qu'il n'y a jamais lieu de désespérer d'une découverte et de sa fécondité, on peut dire que cette question est déjà résolue en principe. Le charbon, par exemple, est propre aux animaux et à l'homme. Eh bien, il est permis de déclarer que, s'il y avait utilité à le faire, rien ne serait plus simple que de procurer à l'homme l'immunité contre cette affection. Le procédé qui sert pour les bestiaux lui serait applicable pour ainsi dire sans modifications. Il s'agirait simplement de procéder avec un excès de prudence que n'exige pas la vie d'un bœuf ou d'un mouton. Au lieu de vacciner par deux vaccins seulement, ou en prendre trois ou quatre de virulences croissantes, en choisissant les premiers assez faibles pour ne jamais exposer le sujet à la moindre complication morbide, quelle que puisse être la réceptivité morbide de sa constitution.

Pour les maladies humaines, la difficulté n'est donc pas dans l'application de la nouvelle méthode de prophylaxie, mais plutôt dans la connaissance des propriétés physiologiques de leur virus. Atténuer ces virus dans la mesure convenable, c'est sur ce point que doivent porter les efforts de l'expérimentation. Mais l'expérimentation permise sur les animaux, est criminelle quand il s'agit de l'homme. Telle est, pour les maladies exclusivement propres à notre espèce, la cause principale de la complication des recherches. Songeons, toutefois, que les études dont nous parlons datent d'hier, que les résultats sont déjà féconds et qu'on a le droit d'attendre de nouveaux progrès quand sera plus approfondie la connaissance des maladies des animaux, de celles surtout qui affectent tout à la fois l'homme et les espèces animales.

C'est ce désir de pénétrer plus avant dans cette double connaissance qui m'a engagé à étudier la rage, malgré les obscurités dont cette maladie paraissait entourée.

Il y a quatre années déjà que cette étude de la rage a été commencée dans mon laboratoire et poursuivie sans autre interruption que les intervalles forcés inhérents aux conditions mêmes de la recherche. Conditions très défavorables. Les incubations du mal sont toujours de longue durée ; le local n'est jamais suffisant, et l'on se trouve ainsi dans l'impossibilité de multiplier, à un moment donné, les expériences. Cependant, malgré ces obstacles matériels, que la sollicitude du gouvernement français pour les grands intérêts scientifiques, a d'ailleurs tout fait pour aplanir, les expériences que nous avons déjà instituées, mes collaborateurs et moi, ne se comptent plus. Je me bornerai aujourd'hui à exposer les résultats les plus récents de ces recherches.

Le mot de maladie, et surtout d'une maladie comme la rage, éveille immédiatement dans l'esprit l'idée de remède.

Mais se proposer tout d'abord la recherche de la guérison, c'est s'exposer le plus souvent à un labeur stérile. C'est vouloir, en quelque sorte, attendre le progrès du hasard. Mieux vaut entreprendre de connaître en premier lieu la nature, la cause et l'évolution de la maladie avec l'espoir lointain d'en découvrir la prophylaxie.

Si la rage n'est plus aujourd'hui un problème insurmontable, c'est à cette dernière méthode que nous devons ce progrès.

Ainsi que nous l'avons constaté, le virus rabique se développe invariablement dans le système nerveux, dans l'encéphale, dans la moelle épinière, dans les nerfs et dans les glandes salivaires ; il n'apparaît pas simultanément dans toutes ces parties. Il peut, par exemple, se cultiver à l'extrémité de la moelle avant d'atteindre le cerveau. On peut le rencontrer en un ou plusieurs points de l'encéphale et non dans les autres.

Si l'on vient à sacrifier un animal en pleine rage, la recherche de la présence, ici ou là, du virus rabique dans le système nerveux ou dans les glandes peut être assez longue ; mais, heureusement, nous avons reconnu que, toutes les fois que la mort arrive naturellement par le développement de la rage, la portion de la moelle allongée qui unit la moelle au cerveau, et qu'on désigne sous le nom de bulbe, est toujours rabique. Quand un animal meurt de rage (et on sait que la maladie se termine toujours par la mort), on est assuré de pouvoir, avec certitude, puiser dans son bulbe de la matière propre à donner la rage à la suite d'inoculations faites à lasurface du cerveau dans la cavité arachnoïdienne, par l'opération du trépan.

Qu'on prenne un chien quelconque dans la rue et qu'on l'inocule de la rage par cette méthode de trépanation en se servant pour matière d'inoculation, d'une partie du bulbe d'un animal mort de la rage, et la rage se déclarera toujours. C'est par centaines qu'on peut compter le nombre des chiens recueillis en fourrière, sans choix quelconque, qui ont été inoculés de la rage par cette méthode. Jamais il n'y a eu le moindre insuccès ; on a opéré de même sur des centaines de cochons d'Inde et sur un plus grand nombre encore de lapins, sans qu'il se soit présenté une seule exception.

Ces deux grands résultats : présence constante du virus dans le bulbe au moment de la mort, et certitude de donner la rage par l'inoculation dans la cavité arachnoïdienne, sont comme des axiomes expérimentaux et leur importance est capitale. Grâce à la précision de leur application et à la mise en œuvre, pour ainsi dire quotidienne, de ces critériums de l'expérience, nous pûmes avancer avec sûreté dans une étude aussi ardue. Mais si solides que fussent ces bases expérimentales, elles sont néanmoins incapables par elles-mêmes de nous donner la moindre idée d'une méthode de vaccination contre la rage. Dans l'état actuel de la science, la découverte d'une méthode de vaccination contre une maladie virulente suppose : 1° Qu'on a affaire à un virus pouvant revêtir des intensités diverses dont les plus faibles pourront servir à titre vaccinal ; 2° Qu'on a, en sa possession, une méthode permettant de produire ces virulences diverses.

Or, présentement, la science ne connaît qu'une sorte de rage : la rage du chien.

Toute rage de chien, d'homme, de cheval, de bœuf, de loup, de renard, etc , provient ordinairement d'une morsure rabique de chien enragé. La rage n'est jamais spontanée, pas plus chez le chien que chez les autres animaux. Tous les faits qu'on cite de rage spontanée n'ont aucune authenticité sérieuse; j'ajoute que ce n'est rien dire que d'arguer qu'il a bien fallu qu'il y eût un premier cas de rage. Tenir ce langage pour résoudre la difficulté qui nous occupe, c'est invoquer sans motif le problème, aujourd'hui encore insondable, de l'origine de la vie. Ce serait répondre à qui affirmerait qu'un chêne provient d'un chêne, qu'il a bien fallu qu'un premier chêne fut de production spontanée. La science qui se connaît elle-même sait qu'il ne lui servirait de rien de discuter sur l'origine des choses ; elle sait que, pour le moment du moins, cette origine est en dehors de la puissance de son investigation.

En résumé, la question de savoir si le virus rabique est susceptible de revêtir des intensités diverses à la manière des virus du choléra des poules, du charbon, etc., est la première question à résoudre pour arriver à une prophylaxie de la rage.

Mais comment reconnaître l'existence d'intensités diverses possibles dans le virus rabique ? A quel critérium recourir pour évaluer la force d'un virus qui, toutes les fois qu'il n'avorte pas, devient mortel. Est-ce aux symptômes extérieurs de la rage qu'on aura recours ? Mais ces symptômes sont très variables. Ils dépendent essentiellement des parties de l'encéphale et de la moelle où le virus va tout d'abord se localiser et vivre. La rage la plus caressante, car il en est de pareilles, peut produire chez un autre animal la rage la plus furieuse.

Pourrait-on se servir de la durée d'incubation du mal pour évaluer une intensité rabique ? Mais quoi de plus changeant ! Qu'un chien enragé morde divers chiens ; l'un d'eux prendra la rage après un mois ou six semaines, un autre après deux ou trois mois et davantage. Quoi de plus variable également que la durée d'incubation de la rage suivant ses divers modes d'inoculation ?

Ne voit-on pas la rage tantôt se déclarer, tantôt avorter à la suite des morsures ou d'inoculations hypodermiques, toutes égales d'ailleurs, tandis qu'une inoculation à la surface du cerveau n'est jamais stérile et que l'incubation est alors d'une durée relativement courte ?

Il est cependant possible d'évaluer assez sûrement l'intensité du virus rabique par la durée de l'incubation à la double condition d'adopter pour méthode la méthode d'inoculation intra-crânienne, d'éloigner, en outre, par la proportion de la matière inoculée, une des grandes causes de perturbation des résultats inhérents aux inoculations par morsures hypodermiques ou intra-veineuses.

Les durées d'incubation, en effet, peuvent dépendre beaucoup des quantités de virus efficaces, c'est-à-dire des quantités de virus qui arrivent au système nerveux sans diminution ni modification. Quoique les quantités de virus propres à donner la rage puissent être pour ainsi dire infiniment petites — on en a bien la preuve par le fait vulgaire de la rage se déclarant à la suite de morsures rabiques qui, le plus souvent, introduisent dans l'économie un poids de virus à peine appréciable — il est facile de changer du simple au double la durée de l'incubation par le seul fait d'un changement dans la proportion de ces très petites quantités inoculées. Je citerai les exemples suivants :

Le 10 mai 1882, on inocule dans la veine du jarret d'un chien dix gouttes d'un liquide obtenu en broyant une portion du bulbe d'un chien, mort par virus de rage des rues, dans trois ou quatre fois son volume de bouillon stérilisé.

A un second chien on inocule 1/100 de cette quantité et à un troisième un 1/200. Le premier chien a été pris de rage après dix-huit jours d'incubation, le deuxième après trente-cinq jours, le troisième a été épargné ; c'est-à-dire que pour ce dernier, et avec le mode d'inoculation dont on s'est servi pour cette expérience, la quantité de virus a été insuffisante pour donner la rage, car, l'ayant réinoculé le 3 septembre 1882, il fut atteint de rage vingt-deux jours après.

Je prends un autre exemple portant sur des lapins et par un mode d'inoculation différent, celui de la trépanation. Le bulbe d'un lapin, mort de rage à la suite de l'inoculation d'un virus très virulent, est délayé dans deux ou trois fois son volume de bouillon stérilisé. Après avoir laissé reposer quelques instants le mélange, on inocule par trépanation à un premier lapin deux gouttes du liquide surnageant, à un autre lapin un quart de cette quantité, puis successivement à d'autres lapins 1/16, 1/64, 1/128, 1/152 de cette même quantité. Tous ces lapins sont morts de rage et les durées d'incubation pour chacun d'eux ont été de huit jours, neuf jours, dix jours pour les derniers.

Ces changements dans les durées d'incubation n'avaient pas été amenés par un affai-
blissement de la virulence intrinsèque du virus
que les dilutions auraient provoqué, parce
qu'on retomba sur la durée d'incubation de
huit jours en inoculant les rages de tous ces
lapins, après leur mort, à de nouveaux lapins.

Nous voyons par ces exemples que, dans
les cas où la rage résulte de morsures ou d'inoculations hypodermiques, les perturbations
dans les durées des incubations doivent être
attribuées principalement à la grande varia
tion possible des proportions toujours indé-
terminées de virus inoculés atteignant le
sytème nerveux central.

Si donc on veut se servir de la durée des incubations pour mesurer des intensités de virulence, il est indispensable de recourir tout à
la fois à la méthode de trépanation qui est absolument sûre dans son action, jointe à l'emploi de quantités de virus supérieures aux
quantités qui seraient seulement nécessaires
pour donner la rage. En opérant ainsi, les irrégularités dans les durées d'incubation d'un
même virus tendent à disparaître complètement, parce qu'on atteint toujours au maximum d'effet qu'un virus peut produire ; ce
maximum se caractérise par un minimun
dans la durée d'incubation.

C'est ainsi que nous avons fini par avoir
entre les mains une méthode qui a permis de
rechercher l'existence possible de virulences
diverses et de les comparer entre elles. Tout

le secret de cette méthode, je le répète, consiste à inoculer par la méthode de la trépanation et en se servant de quantités de virus qui, bien que très faibles, sont supérieures à celles qui seraient seulement suffisantes pour donner la rage. Cette méthode affranchit les durées d'incubation de leurs causes pertubatrices et les rend exclusivement dépendantes des activités des virus dont les mesures respectives sont données par les minimums des durées d'incubation que ces activités déterminent.

La première application de cette méthode fut faite à l'étude de la rage du chien et particulièrement à la question de savoir si la rage du chien est toujours semblable à elle-même, avec la seule différence que pourrait y apporter la nature des diverses races canines.

Prenons donc des chiens rabiques des rues à des époques quelconques dans les diverses saisons d'une même année ou de plusieurs années, et appartenant aux races de chiens les plus variées. Isolons pour chacun d'eux, à chaque fois, leurs bulbes et inoculons la matière de ces bulbes, par la méthode de la trépanation à un ou deux lapins, en nous servant de deux gouttes de liquide obtenu par le broiement dans deux ou trois fois leur volume d'un liquide stérilisé avec tous les soins de pureté convenables.

L'inoculation se fait à l'aide d'une aiguille de seringue de Pravaz un peu courbée à son extrémité qu'on engage à travers la dure-mère dans la cavité arachnoïdienne. Voici ce qu'on observe : sur tous les lapins, quel que soit le chien rabique employé, la durée d'incubation est comprise, pour ainsi dire sans exception dans un intervalle de douze à quinze jours. Jamais on ne tombe sur des durées d'incubation de onze, de dix, de neuf et de huit ; jamais non plus sur des durées d'incubation de plusieurs semaines et de plusieurs mois.

La rage de chien, la rage ordinaire, la seule connue, est donc très sensiblement une dans sa virulence ; ses modifications, très restreintes d'ailleurs paraissent ne dépendre que des susceptibilités des diverses races connues. Mais nous allons assister à un changement profond dans cette virulence rabique du chien.

Considérons l'un quelconque de nos nombreux lapins inoculés par le virus d'un chien de rage des rues et, après sa mort, inoculons toujours par trépanation deux gouttes du liquide de son bulbe, préparé comme nous l'avons dit, à un second lapin dont le bulbe servira de même pour un troisième lapin, le bulbe de celui-ci pour un quatrième, et ainsi de suite.

On verra manifestement, dès les premiers passages, une tendance à la diminution de la durée dans l'incubation de la rage des lapins successifs Je prends un exemple :

Dans les derniers mois de l'année 1882, quinze vaches et un taureau mouraient de rage dans une ferme des environs de Melun, à la suite des morsures faites le 2 octobre par

le chien de la ferme, qui était devenu enragé.
La tête d'une des vaches, morte le 15 novembre, est adressée à mon laboratoire par M.
Rossignol, vétérinaire à Melun. Des expériences multipliées, faites sur des chiens et des
lapins, prouvèrent que toutes les parties suivantes, seules éprouvées de l'encéphale, bulbe,
cervelet, lobe frontal, lobe spénoïdal, étaient rabiques. Les lapins inoculés par trépanation
à l'aide de ces parties du cerveau furent pris de rage le dix-septième ou le dix-huitième
jour après leur inoculation. Avec le bulbe d'un des lapins morts on inocule deux nouveaux lapins. L'un deux est pris de rage le
quinzième jour et l'autre le vingt-troisième jour après leurs inoculations respectives.

Je remarque une fois pour toutes qu'en passant de la rage d'un animal à un autre
animal d'espèce différente, avant que le virus rabique du premier soit fixé dans sa virulence
maximum, il y a de grandes irrégularités dans les durées d'incubation des nouveaux
inoculés. Nous en avons ici un exemple, puisque le même virus nous donne, pour un lapin,
quinze jours d'incubation et pour l'autre vingt-trois, toutes choses égales d'ailleurs en
apparence.

Le bulbe du premier de ces lapins morts est inoculé à deux nouveaux lapins, toujours
par trépanation. L'un d'eux est pris de rage après dix jours, l'autre après quatorze jours.
Avec la bulbe du premier mort on inocule encore deux nouveaux lapins ; cette fois, la rage

se déclare en dix jours pour l'un, en douze jours pour l'autre. Au cinquième passage par deux lapins, la rage s'est déclarée en onze jours pour chacun d'eux ; en onze jours également pour le sixième passage, en douze jours pour le septième, en dix et onze jours pour le huitième, en dix jours pour le neuvième et dixième passage ; en neuf jours pour le onzième, en huit et neuf jours pour le douzième et ainsi de suite, avec des variations de vingt-quatre heures au plus, jusqu'au vingt et unième passage où la rage s'est déclarée en huit jours, et ultérieurement toujours en huit jours jusqu'au cinquantième passage qui vient d'avoir lieu ces jours derniers. Commencée le 15 novembre 1882, cette longue série d'expériences qui dure encore est continuée, afin de conserver le virus rabique dans sa virulence maximum, atteinte, comme on le voit, depuis longtemps déjà.

Permettez-moi de vous faire observer ici combien doit être grande la sûreté et la facilité de la trépanation et de l'inoculation rabique qui la suit, puisque depuis vingt mois, et cela environ tous les douze jours, des lapins sont trépanés et inoculés successivement par un virus rabique d'origine unique, sans qu'il ait eu jamais d'interruption dans l'expérience.

Les cochons d'Inde conduisent plus vite au maximum de la virulence qui leur est propre. Dans cette espèce, la durée d'incubation qui est également variable et irrégulière au début des passages successifs, se fixe assez promptement à une durée minimum de cinq jours.

Sept ou huit passages seulement de cobaye à cobaye conduisent au maximum de la virulence. Du reste, suivant l'origine du premier virus inoculé, on observe chez les cobayes et chez les lapins des différences dans le nombre des passages pour atteindre le maximum de la virulence.

Si l'on vient à reporter ces rages, de virulence maximum, offertes par les lapins et par les cobayes sur des sujets de la race canine, on obtient un virus rabique de chien qui dépasse de beaucoup la virulence connue de la rage des chiens.

Mais, j'ai hâte de le dire, de quelle utilité peut être la découverte que nous venons d'exposer de l'existence et de la production de rages diverses, toutes plus violentes et plus rapidement mortelles que la rage actuelle du chien ? L'homme de science ne dédaigne rien de ce qu'il peut découvrir dans le champ de la science pure, mais la foule que terrifie la pensée seule de la rage demande autre chose que des curiosités scientifiques. Combien ne serait-on pas plus intéressé par la connaissance de virus rabiques qui seraient, au contraire, atténués dans leur virulence ! On aurait l'espoir de créer des virus rabiques vaccins comme nous l'avons fait pour les virus du choléra des poules, du microbe de la salive, du mal rouge des porcs, même de la septicémie aiguë. Malheureusement, les méthodes qui avaient servi pour ces virus se sont montrées inapplicables et insuffisantes quand il s'est agi de la rage. Il a fallu songer dès lors à trouver des méthodes nouvelles indépendantes, par exemple, des cultures *in vitro* du virus rabique mortel.

Jenner, le premier, a introduit dans la science l'opinion que le virus qu'il appelait le *grease* du cheval, que nous nommons aujourd'hui avec plus d'exactitude le *horse-pox*, doit adoucir les effets de sa virulence, si l'on peut ainsi parler, en passant par la vache avant qu'on puisse le transporter sur l'homme sans danger. Dès lors, l'idée d'une diminution possible de la virulence rabique par des passages à travers le corps de certains animaux devait être tentée. Bien des essais furent entrepris, mais la plupart des espèces éprouvées, exaltèrent la virulence à la manière du lapin et du cobaye ; heureusement il n'en fut pas de même de l'espèce singe.

Le 6 décembre 1883, le bulbe d'un chien rabique, dont la rage avait été déterminée par le virus d'un enfant mort de rage, est inoculé à un singe par trépanation. Celui-ci est pris de rage onze jours après; de ce premier singe on passe à un second qui est encore pris de rage en onze jours. Chez un troisième, la rage ne se déclare qu'après vingt-trois jours, etc. Le bulbe de chacun des singes fut inoculé par trépanation à chaque fois à deux lapins. Or, les lapins issus du premier singe furent pris de rage entre treize et seize jours ; ceux du deuxième entre quatorze et vingt jours ; ceux du troisième entre vingt-six et trente jours ; ceux du cinquième après vingt-sept jours ; ceux du sixième après trente jours.

On ne peut douter dès lors que, par le passage de singe à singe et des divers singes au lapin, la virulence diminue pour ces derniers ; elle diminue également pour les chiens. Le chien inoculé par le bulbe du cinquième singe n'a pas eu une durée d'incubation moindre de cinquante-huit jours, quoique l'inoculation ait eu lieu par la méthode du trépan.

D'autres observations de même nature, faites sur des séries de singes, ont conduit à des résultats de même ordre. Nous sommes donc en possession d'une méthode qui permet d'atténuer la virulence rabique. Des inoculations successives de singe à singe donnent des virus qui, reportés sur des lapins, leur communiquent la rage après des durées d'incubation dont la longueur augmente progressivement. Néanmoins, si l'on part de l'un quelconque de ces lapins pour inoculer successivement de nouveaux lapins, la rage de ceux-ci obéit à la loi d'augmentation de la virulence par passage de lapin à lapin dont nous avons parlé précédemment.

L'application de ces faits met entre nos mains une méthode de vaccination des chiens contre la rage. Comme point de départ, on prendra l'un des lapins issus d'un singe, de passage assez élevé pour que les inoculations hypodermiques ou intra-veineuses du bulbe de ce lapin n'entraînent pas la mort. Les inoculations préventives suivantes ont lieu avec les bulbes de lapins provenant par passages successifs du lapin qui sert d'origine.

Dans nos expériences, nous avons employé le plus souvent l'inoculation de virus de lapins morts après des durées d'incubation de quatre semaines, en renouvelant trois ou quatre fois les inoculations préventives avec les bulbes des lapins provenant successivement les uns des autres à la suite du lapin qui avait servi de point de départ. Je n'entre pas ici dans plus de détails parce que j'attends de nos expériences actuelles de grandes simplifications à ces pratiques.

Il semble cependant, messieurs, que cette communication offre une grande lacune : je n'y parle pas du microbe de la rage ; nous ne l'avons pas. Le procédé pour l'isoler laisse encore à désirer et les difficultés de sa culture en dehors du corps des animaux n'ont pas été levées, même en nous servant de la matière nerveuse fraîche pour milieu de culture. Les méthodes qui nous ont servi pour avancer dans l'étude de la rage doivent d'autant plus, peut-être, attirer l'attention. Longtemps encore, l'art de prévenir les maladies sera aux prises avec des maladies virulentes, dont les microbes échapperont à nos recherches. C'est donc un point scientifique capital que l'on puisse découvrir, à la rigueur, la vaccination d'une maladie virulente, sans avoir à sa disposition son virus propre et en restant dans l'ignorance de l'isolement et de la culture de son microbe.

Lorsque la méthode de vaccination des chiens fut établie et que nous eûmes entre les mains un grand nombre de chiens rendus réfractaires à cette maladie, dans la prévision d'une application pratique ultérieure, et me souvenant des oppositions qui avaient accueilli à ses débuts la découverte de Jenner, j'eus la pensée de soumettre à une commission compétente les faits qui me semblent appelés dans l'avenir à servir de base à la vaccination des chiens contre la rage.

Le ministre de l'instruction publique, M. Fallières, à qui je parlai de mon projet, voulut bien l'approuver; et il chargea MM. Béclard, P. Bert, Bouley, Tisserand, Villemain, Vulpian du contrôle des faits que j'avais annoncés sommairement à l'Académie des Sciences dans sa séance du 19 mai dernier. La Commission, après avoir désigné M. Bouley comme président et M. le docteur Villemain comme secrétaire, se mit tout de suite à l'œuvre et j'ai la satisfaction de vous informer qu'elle vient d'adresser un premier rapport au ministre. J'ai pu ici même en avoir connaissance. Voici en quelques mots les faits que relate ce premier rapport de la Commission de la rage. J'ai livré successivement à la Commission dix-neuf chiens vaccinés, c'est-à-dire rendus réfractaires par des inoculations préventives, dont treize seulement, après leur vaccination, avaient subi le contrôle de l'inoculation par la méthode de la trépanation.

Ces dix-neuf chiens ont été mis en comparaison par séries diverses avec dix-neuf chiens témoins, pris à la fourrière, sans choix quelconque. En premier lieu, deux réfractaires et deux témoins furent inoculés par la méthode de la trépanation sous la dure-mère, à la surface du cerveau, le 1er juin, par le bulbe d'un chien rabique des rues.

Le 3 juin, un réfractaire et un témoin sont mordus par un chien rabique furieux des rues.

Le 4 juin, de nouveau et par le même chien furieux, la Commission a fait mordre un réfractaire et un témoin. Le 6 juin, le chien furieux qui a servi les 3 et 4 juin étant mort, on inocule par son bulbe et par la méthode de trépanation trois chiens réfractaires et trois chiens témoins. Le 10 juin, la Commission fait mordre un réfractaire et un témoin, par l'un des témoins du 1er juin qui a pris la rage le 14 juin, à la suite de l'inoculation par trépanation qu'il avait subie le 1er juin.

Le 19 juin, la Commission fait inoculer, devant elle, dans une veine du jarret, trois réfractaires et trois témoins par le bulbe d'un chien à rage des rues. Le 20 juin, la Commission fait inoculer devant elle, également dans une veine, dix chiens, dont six réfractaires et quatre témoins venant de la fourrière.

Le 28 juin, la Commission ayant appris que M. Paul Simon, vétérinaire, avait un chien rabique mordeur, fait conduire chez lui, pour les y faire mordre, quatre chiens, dont deux réfractaires et deux témoins.

La Commission de la rage a donc mis en expérience trente-huit chiens, dont dix-neuf réfractaires à la rage et dix-neuf témoins pouvant devenir enragés. Ceux des chiens qui ne sont pas morts des suites des opérations sont en observation et continueront de l'être longtemps encore. En bornant à l'heure présente l'observation de l'état des sujets soumis au contrôle des expériences de la Commission, celle-ci constate que sur dix-neuf témoins il y a eu :

Trois cas de rage sur six mordus ;

Cinq sur sept à la suite des inoculations intra-veineuses ;

Cinq sur cinq à la suite des inoculations par trépanation, et que sur les dix-neuf chiens vaccinés il ne s'est pas déclaré un seul cas de rage.

Au cours des expériences, le 31 juillet, un réfractaire est mort à la suite d'une diarrhée noire qui s'est manifestée dans les premiers jours de juillet. Afin de savoir si la rage n'était pour rien dans les causes de sa mort on s'est empressé d'inoculer son bulbe, par la méthode de la trépanation, à trois lapins et à un cochon d'Inde. Ces quatre animaux vont encore aujourd'hui très bien. C'est la preuve manifeste que le chien n'est par mort de rage, mais d'une maladie commune. Le second rapport de la Commission portera sur la constatation de l'état réfractaire à la rage de vingt chiens qu'elle aura elle-même vaccinés.

(M. Pasteur annonce avoir reçu, lundi matin, le premier rapport adressé à M. Fallières par la Commission officielle de la rage, qui constate que sur vingt-trois chiens réfractaires aucun n'a été pris de rage par morsures, tandis que chez les témoins mordus, la rage s'est déclarée depuis deux mois seulement, dans une proportion de 66 pour 100.)

Le deuxième rapport de la Commission constatera l'état réfractaire de la rage sur les chiens opérés par elle.

⁕

Cette communication de M. Pasteur a été accueillie par des applaudissements enthousiastes, en rapport par leur énergie et leurs salves répétées avec la grandeur de la découverte dont M. Pasteur venait de faire le récit.

M. le professeur Bouchard, de Paris, qui présidait l'assemblée, se fit l'interprète des sentiments unanimes en disant à M. Pasteur que les applaudissements qui avaient accueilli son discours confirmaient la reconnaissance des peuples et l'admiration des savants.

COMMUNICATION DU 27 OCTOBRE 1885.

En 1884, la prophylaxie de la rage ét it déjà trouvée, mais la chose telle qu'elle se présentait alors était loin d'être pratique. Il n'était pas toujours facile, en effet, d'avoir à sa disposition un très-grand nombre de singes, et, certes il n'aurait pas fallu répéter un très-grand nombre de fois ces expériences d'inoculation pour dépeupler complètement tous les jardins d'acclimatation et toutes les ménageries de la France et de l'Etranger.

Il fallut donc chercher une autre méthode.

«La prophylaxie de la rage, dit M. Pasteur, telle que je l'ai exposée, dans des communications précédentes, constituait assurément un progrès réel dans l'étude de cette maladie, progrès toutefois plus scientifique que pratique. Son application exposait à des accidents. Sur vingt chiens traités, je n'aurais pu répondre d'en rendre refractaires à la rage plus de 15 ou 16. Il était utile, d'autre part, de terminer le traitement par une dernière inoculation trèsvirulente, inoculation d'un virus de contrôle, afin de consolider et de renforcer l'état réfractaire. En outre, la prudence exigeait que l'on conservât les chiens en surveillance pendant un temps supérieur à la durée d'incubation de la maladie produite par l'inoculation de ce dernier virus. Dès lors, il ne fallait pas moins quelquefois d'un intervalle de 3 à 4 mois pour être assuré de l'état réfractaire à la rage.

« De telles exigences auraient limité beaucoup l'application de la méthode.

« Enfin, la méthode ne se serait prêtée que difficilement à une mise en train toujours immédiate, condition réclamée cependant par ce qu'il y a d'accidentel et d'imprévu dans les morsures rabiques.

«Il fallait donc arriver, si cela était possible, à une métho de plusrapi de et capable de donner une sécurité, j'oserais dire parfaite, sur les chiens. »

Du mois de mai 1884 au mois d'octobre 1885, toutes les expériences entreprises par M. Pasteur eurent pour but de trouver un moyen facile, rapide et commode de pratiquer la vaccination de la rage. Certes, les recherches ne manquèrent point ; toutes les méthodes connues jusqu'alors furent succesivement employées ; tous les agents physiques et chimiques furent mis en usage.

A force d'études et de persévérance, le savant expérimentateur parvint enfin à modifier la méthode d'atténuation du virus rabique, à la rendre beaucoup plus facile et plus sûre et à augmenter ainsi son application pratique. C'est de cette méthode qu'il fut question le 27 octobre 1885 à l'Académie des Sciences.

« Après des expériences, pour ainsi dire, sans nombre, je suis arrivé à une méthode prophylactique, pratique et prompte, dont les succès sur le chien sont déjà assez nombreux et sûrs, pour que j'aie confiance dans la généralité de son application à tous les animaux et à l'homme lui-même. »

✳

Comment Pasteur est-il arrivé à atténuer le virus rabique sans faire passer ce virus par l'organisme du singe ?

On sait depuis longtemps que le virus rabique perd rapidement sa virulence au contact de l'air. Ainsi, si l'on laisse pendant une vingtaine de jours et à l'air sec une moelle de chien enragé, cet organe perd au bout de ce temps sa virulence, il ne contient plus de germe et devient tout-à-fait inoffensif. Mais la virulence disparait-elle tout d'un coup ou passe-t-elle par une série d'états intermédiaires ? — En d'autres termes, le virus rabique ne s'atténuerait-il pas avant de se détruire, comme on l'a observé pour d'autres virus, pour celui du choléra des poules notamment ?

Tel était le problème que Pasteur s'était posé et ce problème résumait toute la question.

A la suite d'une longue série de recherches, le savant professeur de l'Ecole Normale est parvenu à établir qu'en conservant dans *l'air sec* de petit tronçons de moelles rabiques, la virulence s'y conservait pendant près de 15 jours et qu'avant de disparaître elle allait graduellement en diminuant ; de telle façon que le tronçon de moelle vieux de quinze jours pouvait jouer le rôle de vaccin pour le tronçon conservé pendant quatorze jours seulement, celui de quatorze jours pour celui de treize jours, et ainsi de suite jusqu'au terme le moins élevé de la série.

Le virus rabique, placé dans un air sec, se comporte donc absolument de la même façon que dans l'organisme du singe. De même que son action diminue d'intensité à chaque passage successif de singe à singe, de même la virulence diminue tous les jours par le seul fait de la présence d'un air sec.

La question venait donc de faire un pas considérable.

« Si l'on détache de ces moelles rabiques, des longueurs de quelques centimètres, avec des précautions de pureté aussi grandes qu'il est possible de les réaliser et qu'on les suspende dans un air sec, la virulence disparaît lentement dans ces moelles jusqu'à s'éteindre tout-à-fait. La durée d'extinction de la virulence varie quelque peu avec l'épaisseur des bouts de moelle, mais surtout avec la température extérieure. Plus la température est basse et plus durable est la conservation de la virulence. »

⁕

Un point essentiel faisait encore défaut.

Comment se procurer du virus rabique toujours identique à lui-même au point de vue de l'intensité de la virulence et en quantité assez grande pour avoir toujours sous la main le virus au degré d'atténuation voulu.

Voici comment Pasteur est arrivé à remplir ces desiderata :

« L'inoculation au lapin, par la trépanation, d'une moelle rabique de chien à rage des rues, donne toujours la rage à ces animaux après une durée moyenne d'incubation de 15 jours environ.

Passe--ton du virus de ce premier lapin à un second, de celui-ci à un troisième et ainsi de suite par le mode d'inoculation précédent, il se manifeste bientôt une tendance de plus en plus accusée dans la diminution de la durée d'incubation de la rage chez les lapins successivement inoculés.

Après 20 à 25 passages de lapin, à lapin, on rencontre des durées d'incubation de sept jours, que l'on retrouve avec une régularité frappante pendant une série nouvelle de passages allant jusqu'au 90°. C'est du moins à ce chiffre que je suis en ce moment ; et c'est à peine s'il se manifeste actuellement une tendance à une durée d'incubation d'un peu moins de sept jours.

Ce genre d'expériences, commencé en novembre 1882, a déjà trois années de durée sans que la série ait été jamais interrompue, sans que jamais, non plus, on ait dû recourir à un virus autre que celui des lapins successivement morts rabiques. Rien de plus facile, en conséquence, d'avoir constamment à sa disposition, pendant les intervalles de temps considérables, un virus rabique d'une pureté parfaite, toujours identique à lui-même. »

Ces faits étant établis, voici le moyen de rendre un chien réfractaire à la rage, en un temps relativement court.

Dans une série de flacons, dont l'air est entretenu, à l'état sec, par des fragments de potasse déposés sur le fond du vase, on suspend, chaque jour, un bout de moelle rabique fraîche de lapin mort de rage, rage développée après sept jours d'incubation. Chaque jour également, on inocule sous la peau du chien une pleine seringue Pravaz de bouillon stérilisé, dans lequel on a délayé un petit fragment d'une de ces moelles en dessiccation, en commençant par une moelle d'un numéro d'ordre assez éloigné du jour où l'on opère, pour être bien sûr que cette masse n'est pas du tout virulente. Des expériences préalables ont éclairé à cet égard. Les jours suivants, on opère de même avec des moelles plus récentes, séparées par un intervalle de deux jours, jusqu'à ce qu'on arrive à une dernière moelle très virulente, placée depuis un jour ou deux seulement en flacon.

Le chien est alors rendu réfractaire à la rage. On peut lui inoculer du virus rabique sous la peau ou même à la surface du cerveau par trépanation sans que la rage se déclare.

Par l'application de cette méthode, j'étais arrivé à avoir cinquante chiens de tout âge et de toute race, réfractaires à la rage, sans avoir rencontré un seul insuccès, lorsque inopinément se présentèrent dans mon laboratoire trois personnes venant d'Alsace :

Théodore Vone, marchand épicier à Meissengott, près de Schlestadt, mordu au bras, le 4 juillet, par son propre chien devenu enragé ;

Joseph Meister, âgé de neuf ans. mordu également le 4 juillet, à huit heures du matin, par le même chien.

Cet enfant, terrassé par le chien, portait de nombreuses morsures à la main, aux jambes, aux cuisses, quelques-unes profondes qui rendaient même sa marche difficile.

Les principales de ces morsures avaient été cautérisées, douze heures seulement après l'accident, à l'acide phénique, le 4 juillet, à huit heures du soir, par le docteur Weber, de Villé :

La troisième personne qui, elle, n'avait pas été mordue, était la mère du petit Joseph Meister.

A l'autopsie du chien abattu par son maître, on avait trouvé l'estomac rempli de foin, de paille et de fragments de bois. Le chien était bien enragé. Joseph Meister avait été relevé de dessous lui, couvert de bave et de sang.

M. Vone avait au bras de fortes contusions, mais il m'assura que sa chemise n'avait pas été traversée par les crocs du chien. Comme il n'y avait rien à craindre, je lui dis qu'il pouvait repartir pour l'Alsace le jour même : ce qu'il fit. Mais je gardai auprès de moi le petit Meister et sa mère.

La séance hebdomadaire de l'Académie des Sciences avait précisément lieu le 6 juillet ; j'y vis notre confrère M. le docteur Vulpian, à qui je racontai ce qui venait de se passer. M. Vulpian, ainsi que le docteur Grancher, professeur à la Faculté de Médecine, eurent la complaisance de venir voir immédiatement le petit Joseph Meister et de constater l'état et le nombre de ses blessures. Il n'en avait pas moins de quatorze.

Les avis de notre savant confrère et du docteur Grancher furent que, par l'intensité et le nombre de ses morsures, Joseph Meister était exposé presque fatalement à prendre la rage. Je communiquai alors à M. Vulpian et à M. Grancher les résultats nouveaux que j'avais obtenus dans l'étude de la rage depuis la lecture que j'avais faite à Copenhague, une année auparavant.

La mort de cet enfant paraissant inévitable, je me décidai, non sans de vives et cruelles inquiétudes, on doit bien le penser, à tenter sur Joseph Meister la méthode qui m'avait constamment réussi sur des chiens.

Mes cinquante chiens, il est vrai, n'avaient pas été mordus avant que je détermine leur état réfractaire à la rage ; mais je savais que cette circonstance pouvait être écartée de mes préoccupations, parce que j'avais déjà obtenu l'état réfractaire à la rage sur un grand nombre de chiens après morsure. J'avais rendu témoins, cette année, les membres de la Commission de la rage, de ce nouveau et important progrès.

En conséquence, le 6 juillet, à 8 heures du soir, soixante heures après les morsures du 4 juillet, et en présence des docteurs Vulpian et Grancher, on inocula, sous un pli fait à la peau de l'hypocondre droit du petit Meister, une demi-seringue Pravaz d'une moelle de lapin mort rabique, le 21 juin, et conservée depuis lors en flacon à air sec, c'est-à-dire depuis quinze jours.

Les jours suivants, des inoculations nouvelles furent faites, toujours aux hypocondres, dans les conditions dont je donne ici le tableau :

Heures	Une demi-seringue Pravaz	
Le 7 Juillet 9 matin..	moelle du 23 Juin,	moelle de 14 jours
Le 7 » 6 soir....	25 »	12 »
Le 8 » 9 matin..	27 »	11 »
Le 8 » 6 soir....	29 »	9 »
Le 9 » 11 matin..	1er Juillet	8 »
Le 10 » 11 matin..	3 »	7 »
Le 11 » 11 matin..	5 »	6 »
Le 12 » 11 matin..	7 »	5 »
Le 13 » 11 matin..	9 »	4 »
Le 14 » 11 matin..	11 »	3 »
Le 15 » 11 matin..	13 »	2 »
Le 16 » 11 matin..	15 »	1 »

Je portai ainsi à treize le nombre des inoculations et à dix le nombre des jours de traitements. Je dirai plus tard qu'un plus petit nombre d'inoculations eussent été suffisantes. Mais on comprendra que dans ce premier essai je dusse agir avec une circonspection toute particulière.

Par les diverses moelles employées, on inocula par trépanation, deux lapins neufs, afin de suivre les états de virulence de ces moelles.

L'observation des lapins permit de constater que les moelles du 6, 7, 8, 9, 10 juillet n'étaient pas virulentes ; car elles ne rendirent pas les lapins enragés. Les moelles du 11, 12, 13, 14, 15, 16 juillet furent toutes virulentes, et la matière virulente s'y trouvait en proportion de plus en plus forte. La rage se déclara après sept jours d'incubation sur les lapins des 15 et 16 juillet; après huit jours sur ceux du 12 et du 14; après quinze jours sur ceux du 11 juillet.

Dans les derniers jours, j'avais donc inoculé à Joseph Meister le virus rabique le plus virulent, celui du chien renforcé par une foule de passages de lapins à lapins, virus qui donne la rage à ces animaux après sept jours d'incubation, après huit ou dix jours aux chiens. J'étais autorisé dans cette entreprise par ce qui s'était passé pour les cinquante chiens dont j'ai parlé.

Lorsque l'état d'immunité est atteint, on peut, sans inconvénient, inoculer le virus le plus virulent, et en quantité quelconque. Il m'a toujours paru que cela n'avait d'autre effet que de consolider l'état réfractaire à la rage.

Joseph Meister a donc échappé, non seulement à la rage que ses morsures auraient pu développer, mais à celle que je lui ai inoculée pour contrôle de l'immunité due au traitement, rage plus virulente que celle du chien des rues.

L'inoculation finale très virulente a encore l'avantage de limiter la durée des appréhensions qu'on peut avoir sur les suites des morsures. Si la rage pouvait éclater, elle se déclarerait plus vite par un virus plus virulent que par celui des morsures. Dès le milieu du mois d'août, j'envisageais avec confiance l'avenir de la santé de Joseph Meister. Aujourd'hui encore, après trois mois et trois semaines écoulés depuis l'accident, cette santé ne laisse rien à désirer.

Quelle interprétation donner à la nouvelle méthode que je viens de faire connaître pour prévenir la rage après morsure? Je n'ai pas l'intention de traiter aujourd'hui cette question d'une manière complète. Je veux me borner à quelques détails préliminaires, propres à faire comprendre le sens des expériences que je poursuis dans le but de bien fixer les idées sur la meilleure des interprétations possibles.

En se reportant aux méthodes d'atténuation progressive des virus mortels et à la prophylaxie qu'on peut en déduire ; étant donnée, d'autre part, l'influence de l'air dans l'atténuation, la première pensée qui s'offre à l'esprit pour rendre compte des effets de la méthode, c'est que le séjour des moelles rabiques au contact de l'air sec diminue progressivement l'intensité de la virulence de ces moelles jusqu'à la rendre nulle.

On serait, dès lors, porté à croire que la méthode prophylactique dont il s'agit repose sur l'emploi de virus d'abord sans activité appréciable, faibles ensuite et de plus en plus virulents.

Je montrerai ultérieurement que les faits sont en désaccord avec cette manière de voir. Je prouverai que les retards dans les durées d'incubation de la rage communiquée, jour par jour, à des lapins, ainsi que je l'ai dit tout à l'heure, pour éprouver l'état de virulence de nos moelles desséchées au contact de l'air, sont un effet d'appauvrissement en quantité de virus rabique contenu dans ces moelles et non un effet de son appauvrissement en virulence.

Pourrait-on admettre que l'inoculation d'un virus, de virulence toujours identique à elle-même, serait capable d'amener l'état réfractaire à la rage, en procédant à son emploi par quantités très petites, mais quotidiennement croissantes ? C'est une interprétation des faits de la méthode que j'étudie au point de vue expérimental.

On peut donner de la nouvelle méthode une autre interprétation encore, interprétation assurément fort étrange au premier aspect, mais qui mérite toute considération, parce qu'elle est en harmonie avec certains résultats déjà connus que nous offrent les phénomènes de la vie chez quelques êtres inférieurs, et notamment chez divers microbes pathogènes.

Beaucoup de microbes paraissent donner naissance, dans leurs cultures, à des matières qui ont la propriété de nuire à leur propre développement.

Dés l'année 1880, j'avais institué des recherches afin d'établir que le microbe du choléra des poules devait produire une sorte de poison de ce microbe. Je n'ai point réussi à mettre en évidence la présence d'une telle matière ; mais je pense aujourd'hui que cette étude doit être reprise — et je n'y manquerai pas pour ce qui me regarde — en opérant en présence du gaz acide carbonique pur.

Le microbe du rouget du porc se cultive dans des bouillons très divers ; mais le poids qui s'en forme est tellement faible et si promptement arrêté dans sa proportion, que c'est à peine, quelquefois, si la culture s'en accuse par de faibles ondes soyeuses à l'intérieur du milieu nutritif. On dirait que, tout de suite, prend naissance un produit qui arrête le développement de ce microbe, soit qu'on le cultive au contact de l'air, soit dans le vide.

M. Baulin, mon ancien préparateur, aujourd'hui professeur à la Faculté de Lyon, a établi dans la thèse si remarquable qu'il a soutenue à Paris, le 22 Mars 1870, que la végétation de *l'Aspergillus niger* développe une substance qui arrête, en partie, la production de cette moisissure quand le milieu nutritif ne renferme pas de sels de fer.

Se pourrait-il que ce qui constitue le virus rabique soit formé de deux substances distinctes, et qu'à côté de celle qui est vivante, capable de pulluler dans le système nerveux, il y en ait une autre, non vivante, ayant la faculté, quand elle est en proportion convenable, d'arrêter le développement de la première? J'examinerai expérimentalement, dans une prochaine communication, avec toute l'attention qu'elle mérite, cette troisième interprétation de la méthode de prophylaxie de la rage.

Je n'ai pas besoin de faire remarquer, en terminant, que la plus sérieuse des questions à résoudre en ce moment est peut-être celle de l'intervalle à observer entre l'instant des morsures et celui où commence le traitement. Cet intervalle pour Joseph Meister à été de deux jours et demi. Mais il faut s'attendre à ce qu'il soit souvent beaucoup plus long.

Mardi dernier, 20 octobre, avec l'assistance obligeante de MM. Vulpian et Grancher, j'ai dû commencer à traiter un jeune homme de quinze ans, mordu depuis six jours pleins, à chacune des deux mains, dans des conditions exceptionnellement graves.

Je m'empresserai de faire connaître à l'Académie ce qui adviendra de cette nouvelle tentative. »

L. PASTEUR.

COMMUNICATION DU 1er MARS 1886

A la note du 27 octobre, l'on fit plusieurs objections.

1º La rage produite sur les lapins n'est pas la rage vulgaire, c'est une maladie théorique, artificielle, produite avec des éléments déterminés.

2º Le chien qui a mordu le jeune Meister était-il réellement enragé ? M. Pasteur l'affirme en l'absence de preuves positives, en l'absence même des probabilités qu'aurait pu fournir l'examen attentif de l'animal par un vétérinaire, examen qui aurait dû être fait pendant la vie et après la mort; mais ce qui aurait été encore plus probant qu'un examen, c'est la séquestration et l'observation de l'animal ; séquestration pendant laquelle il serait mort enragé s'il avait réellement été atteint de la rage, ou aurait guéri dans le cas contraire.

Après avoir affirmé que la mort du jeune Meister était inévitable, Pasteur parle de la rage que les morsures de cet enfant « auraient pu développer. » Sans doute, elle aurait pu se développer, mais entre cette éventualité problématique et une mort inévitable, il existe un intervalle sur lequel on ne peut fonder aucune déduction solide, par conséquent aucune certitude ni même aucune probabilité que les inoculations qu'on lui a pratiquées aient contribué en rien à conserver la santé.

Le chien dont il s'agit eût-il été enragé, est-ce que ses morsures auraient sûrement communiqué la rage ?

M. Pasteur n'ignore certes pas que les morsures de chiens réellement enragés sont loin d'être toutes, ni même en majorité infectieuses, même quand elle ont lieu sur des parties nues, à plus forte raison quand elles ont lieu à travers des vêtements, ou quand les chiens ont préalablement mordu des vêtements, et c'est précisement le cas du jeune Meister.

Telles étaient les objections les plus sérieuses qui furent adressées à M. Pasteur.

De ces critiques, la première n'était pas d'une grande importance. La rage que l'on fait naître artificiellement sur un lapin, présente les mêmes symptômes et les mêmes lésions que la maladie provenant de la morsure d'un animal enragé.

S'il existe une différence, et la chose est possible, celle-ci a jusqu'à ce jour échappé à l'attention des expérimentateurs. Mais la chose essentielle qui découle de la communication du 27 octobre, est la guérison de la rage par un vaccin puisé sur le lapin. Au point de vue pratique, il importe peu que l'on discute sur la nature intime de ce vaccin. Jenner, en pratiquant la vaccine contre la petite vérole, s'est-il occupé dès le début de l'essence du *grease?*

Les objections relatives à la guérison de Meïster étaient plus sérieuses. Il fallait, pour réfuter d'une manière définitive et absolue ces critiques, avoir à son actif un grand nombre de guérisons. Cette condition n'était pas encore réalisée le 27 octobre, elle ne le fut que le 1er mars 1886.

Dans la communication adressé le 1er mars à l'Académie des Sciences, Pasteur fit connaître les nouveaux résultats qu'il avait obtenus par sa méthode contre la rage. A cette époque, 350 malades étaient déjà venus demander des soins au savant et pour une seule personne le traitement avait été inefficace. Louise Pelletier avait été amenée à Pasteur, le trente-septième jour seulement après avoir été mordue par un gros chien de montagne. « J'aurais dû, dans l'intérêt scientifique de la méthode, refuser de soigner cette enfant arrivée si tard et dans des conditions exceptionnellement graves ; mais par un sentiment d'humanité, et en face des angoisses des parents, je me serais reproché de ne pas tout tenter. »

La mort survint, avec les symptômes rabiques les plus accusés, le 24e jour du traitement.

Un grave question se présentait. Louise

Pelletier était-elle morte des suites de la morsure du chien ou des suites des inoculations préventives ?

Du virus rabique, puisé dans le crâne de Pelletier et inoculé à des lapins a donné lieu à une rage après 18 jours d'incubation Ce résultat suffit pour démontrer que ce virus qui a fait mourir la jeune fille était celui du chien ; car si la mort avait été due aux effets du virus des inoculations préventives, la durée de l'incubation aurait dû être de 7 jours environ.

« Vingt-quatre heures après la mort de Louise Pelletier, avec l'autorisation de ses parents et du Préfet de police, le crâne fut trépané et une petité quantité de matière cérébrale fut aspirée, puis inoculée par la méthode de la trépanation à deux lapins. Ces deux lapins furent pris de rage paralytique dix-huit jours après, et tous les deux au même moment. Après la mort de ces lapins, leur moelle allongée fut inoculée à de nouveaux lapins, qui prirent la rage après une durée d'incubation de 15 jours. Ces résultats expérimentaux suffisent pour démontrer que le virus qui a fait mourir la jeune Pelletier était le virus du chien par lequel elle avait été mordue. Si la mort avait été due aux effets du virus des inoculations préventives, la durée de l'incubation de la rage, à la suite de cette seconde inoculation à des lapins aurait été de sept jours, au plus. Cela résulte des explications de ma précédente note à l'Académie. »

La méthode de Pasteur est-elle réellement inefficace ? Telle était la seconde objection adressée au savant expérimentateur à la suite de la note du 27 octobre.

D'après une statistique établie par M. Leblanc, il y a eu à Paris durant l'espace de six ans (1878 à 1883) 515 personnes mordues par des chiens enragés (d'après les rapports de la police). Sur ce nombre l'on a compté 81 victimes : ce qui fait une mortalité moyenne de plus de 15.7 0/0. (1)

D'après cela, sur les 350 personnes soignées par Pasteur, si la méthode n'était pas inefficace, il y aurait dû avoir plus de 54 victimes. Ce qui n'est pas, puisqu'il n'y en a eu qu'une seule. On peut donc affirmer que la méthode a fait ses preuves et que la prophylaxie de la rage après morsure est fondée.

------

(1) La statistique de M. Leblanc donne des résultats qui sont hors de toute proportion avec la réalité des choses. Parmi les sujets mordus, il y en a un très grand nombre qui s'abstiennent d'aller raconter à la police ce qui leur est arrivé; d'autre part, la mort d'un homme atteint de la rage est un événement à la fois très effrayant et assez rare ; il est difficile qu'un pareil fait échappe à la surveillance de l'administration. On voit par là que la mortalité déduite des chiffres de M. Leblanc est trop forte.

Voici le texte de la communication adressée par M. Pasteur à l'Académie des Sciences :

Le 26 octobre dernier, j'ai fait connaître à l'Académie une méthode pour prévenir la rage après morsure, et les détails de son application à un jeune Alsacien, Joseph Meister, mordu gravement le 4 juillet précédent. Le chien était manifestement enragé, et une enquête récente, faite par les autorités allemandes, a de nouveau démontré que ce chien était en plein accès de rage au moment où il a mordu Meister. La santé de cet enfant est toujours parfaite. La morsure remonte à huit mois environ.

Au moment même de la lecture de ma note du 26 octobre, j'avais en traitement le jeune berger Jupille, mordu, autant et plus grièvement peut-être que Meister, le 14 octobre. La santé de Jupille ne laisse également rien à désirer. Sa morsure remonte à quatre mois et demi.

A peine ces deux premières tentatives heureuses étaient-elles connues qu'un grand nombre de personnes, mordues par des chiens enragés, réclamèrent le traitement qui avait servi pour Meister et Jupille. Ce matin même — ceci est écrit le jeudi 25 février — avec le docteur Grancher, dont le dévouement et le zèle sont au-dessus de tout éloge, nous avons commencé les inoculations préventives du 350e malade.

Bien que mon laboratoire, consacré depuis

plus de cinq années à l'étude de la rage, ait été un centre d'informations en tout ce qui concerne cette maladie, j'ai partagé, je l'avoue, la surprise générale en constatant un chiffre aussi élevé de personnes mordues par des chiens enragés. Cette ignorance tenait à plus d'une cause.

Aussi longtemps que la rage a été jugée incurable, on cherchait à éloigner de l'esprit des malades le nom même de cette maladie. Une personne était-elle mordue, chacun déclarait qu'elle l'avait été par un chien non enragé, quoique le rapport du vétérinaire ou du médecin affirmât le contraire, et le plus grand silence était recommandé sur l'accident. Au désir de ne pas effrayer la personne en danger, ses proches ajoutaient la peur de lui nuire. N'a-t-on pas été quelquefois jusqu'à refuser tout travail à des ouvriers qu'on savait avoir été mordus par un chien enragé ? On se persuadait facilement qu'une personne mordue pourrait tout à coup devenir dangereuse, ce qui n'arrive pas. L'homme enragé n'est à craindre que dans la période des derniers accès du mal.

Afin de bien convaincre les personnes prévenues, même celles qui pourraient être hostiles, j'ai pris la précaution de dresser des statistiques très sévères. J'ai eu soin d'exiger des certificats constatant l'état rabique du chien, certificats délivrés par des vétérinaires autorisés ou par des médecins. Cependant je n'ai pu me soustraire, dans quelques cas très rares, à l'obligation de traiter des personnes mordues par des chiens suspects de rage qui avaient disparu, parce que ces personnes, outre le danger possible de leurs morsures, vivaient sous l'empire de craintes capables d'altérer leur santé si nous leur avions refusé notre intervention.

Je n'ai pas voulu traiter des personnes mordues dont les vêtements n'avaient pas été visiblement troués ou lacérés par les crocs de l'animal. Il est bien évident que, dans ce cas, nul danger n'est à craindre, parce que le virus n'a pu pénétrer dans les chairs, alors même qu'il puisse en résulter une plaie contuse, profonde et même saignante. Dans un certain nombre de cas suspects, l'état rabique du chien a été établi dans mon laboratoire même, à la suite d'inoculations à des lapins ou à des cobayes de la matière nerveuse prise sur le cadavre de l'animal.

Je voudrais donner ici une idée assez exacte de la physionomie, du traitement et de la nature des morsures, en citant dans leur ordre chronologique une des séries de personnes soumises au traitement. Comme il serait fastidieux d'énumérer les détails relatifs à trois cent cinquante personnes, je choisirai plus particulièrement parmi les cent premières mordues et traitées. Celles-ci occupent l'intervalle de temps écoulé du 1er novembre au 15 décembre.

Leur intérêt est très particulier. Elles se trouvent dès à présent en dehors de la période vraiment dangereuse.

Lorda (Jean), âgé de 36 ans, demeurant à Lasse (Basses-Pyrénées). L'observation de ce sujet est des plus intéressantes. Mordu le 25 octobre 1885, Lorda n'est arrivé à mon laboratoire que le 21 novembre, le vingt-septième jour après sa morsure. Le jour où il fut mordu, sept porcs et deux vaches le furent également et par le même chien. Or les neuf animaux sont morts de la rage, les porcs après une courte durée d'incubation de quinze jours à trois semaines. C'est après la mort par rage de ses porcs que Lorda, effrayé, partit pour Paris. La première vache mourut trente-quatre jours après sa morsure ; la seconde, cinquante-deux jours après. Je dois le détail de ces faits si curieux à M. Inda, vétérinaire habile de Saint-Palais. Une observation de son Rapport ne doit pas être omise : c'est qu'aussitôt après leurs morsures, les vaches avaient été cautérisées profondément au fer rouge (ce détail est souligné par M. Inda). J'ai eu des preuves assez nombreuses de l'inefficacité des cautérisations, dans certains cas, de celles mêmes faites au fer rouge et sans retard. La santé de Lorda est toujours parfaite. Son traitement a été terminé le 28 novembre dernier.

Jullion, habitant Charonne, 6, rue de Vignolles, mordu le 30 novembre. Cet enfant, voyant le chien venir à lui, se mit à crier. A ce moment la mâchoire inférieure du chien entre dans la bouche ouverte de l'enfant. Un croc coupe la lèvre supérieure et pénètre profondément au fond du palais, tandis qu'un des crocs de la mâchoire supérieure, restée hors de la bouche de l'enfant, pénétrait entre l'œil droit et le nez. Aucune cautérisation n'était possible. Le chien qui a mordu Jullion a été reconnu enragé par M. Guillemard, vétérinaire, rue de Citeaux, 37, à Paris.

Je pourrais extraire de la série des personnes traitées beaucoup d'autres cas de morsures au visage et à la tête sans cautérisation quelconque.

Pour une seule personne, le traitement a été inefficace ; elle a succombé à la rage, après avoir subi ce traitement. C'est la jeune Louise Pelletier. Cette enfant, âgée de dix ans, mordue le 3 octobre 1885 à la Varenne-Saint-Hilaire, par un gros chien de montagne, m'a été amenée le 9 novembre suivant, le trente-septième jour seulement après ses blessures, blessures profondes au creux de l'aisselle et à la tête. La morsure à la tête avait été si grave et d'une si grande étendue que, malgré des soins médicaux continus, elle était très purulente et sanguinolente, le 9 novembre. Elle avait une étendue de 0^m12 à 0^m15, et le cuir chevelu se soulevait encore en un endroit. Cette plaie m'inspira de cruelles inquiétudes. Je priai le docteur Vulpian de venir en constater l'état. J'aurais dû, dans l'intérêt scientifique de la méthode, refuser de soigner cette enfant arrivée si tard, dans des conditions exceptionnellement graves ; mais, par un sentiment d'humanité et en face des angoisses des parents, je me serais reproché de ne pas tout tenter.

Des symptômes avant-coureurs de l'hydrophobie se manifestèrent le 27 novembre, onze jours seulement après la fin du traitement. Ils devinrent plus manifestes le 1er décembre au matin. La mort survint, avec les symptômes rabiques les plus accusés, dans la soirée du 3 décembre.

Une grave question se présentait. Quel virus rabique avait amené la mort? Celui de la morsure du chien ou celui des inoculations préventives? Il me fut facile de le déterminer. Vingt-quatre heures après la mort de Louise Pelletier, avec l'autorisation de ses parents et du préfet de police, le crâne fut trépané dans la région de la blessure, et une petite quantité de la matière cérébrale fut aspirée, puis inoculée par la méthode de la trépanation à deux lapins. Ces deux lapins furent pris de rage paralytique dix-huit jours après, et tous les deux au même moment. Après la mort de ces lapins, leur moelle allongée fut inoculée à de nouveaux lapins, qui prirent la rage après une durée d'incubation de quinze jours. Ces résultats expérimentaux suffisent pour démontrer que le virus qui a fait mourir la jeune Pelletier était le virus du chien par lequel elle avait été mordue. Si la mort avait été due aux effets du virus des inoculations préventives, la durée de l'inoculation de la rage à la suite de cette seconde inoculation à des lapins aurait été de sept jours au plus. Cela résulte des explications de ma précédente Note à l'Académie.

Si le traitement préventif n'a jamais amené de résultats fâcheux, dans 350 cas, pas un phlegmon, pas un abcès, un peu de rougeur œdémateuse seulement à la suite des dernières inoculations, peut-on dire qu'il a été réellement efficace pour prévenir la rage après morsure? Pour le très grand nombre de personnes déjà traitées, l'une depuis huit mois (Joseph Meister), la seconde, depuis quatre mois (Jean-Baptiste Jupille), et pour la plupart des 350 autres, on peut affirmer que la nouvelle méthode a fait ses preuves.

Son efficacité peut se déduire surtout de la connaissance des moyennes des cas de rage après morsure rabique. Les ouvrages de médecine vétérinaire fournissent, à cet égard, des indications peu concordantes, ce qui se comprend aisément si l'on se reporte à ce que je disais tout à l'heure, du silence gardé très souvent par les familles et par les médecins sur l'existence des morsures par chiens enragés, et même sur la nature de la mort, désignée, parfois sciemment, sous le nom de *méningite*, quand on sait bien qu'elle est due à la rage.

On comprendra mieux la difficulté d'établir de bonnes statistiques par le fait suivant : Le 14 juillet 1885, cinq personnes ont été mordues successivement par un chien enragé, sur la route de Pantin. Toutes ces personnes sont mortes de la rage. M. le docteur Dujardin-Beaumetz a fait connaître au Conseil de salubrité de la Seine, par ordre de M. le préfet de police, les noms, les circonstances des morsures et de la mort de ces cinq personnes. Qu'une telle série entre dans une statistique, la proportion des morts en cas de morsure s'élè-

vera. Elle serait diminuée par une série semblable où, au contraire, sur cinq personnes
mordues, il n'y aurait pas eu une seule morte.

J'aurais plus de confiance dans les statistiques suivantes : M. Leblanc, savant vétérinaire, membre de l'Académie de médecine,
qui a longtemps dirigé le service de la Préfec-
ture de police de la Seine, a eu l'obligeance de
me remettre un document précieux sur le
sujet dont je parle. C'est un relevé officiel fait
par lui-même sur les rapports des commissaires de police ou d'après des renseignements
de vétérinaires dirigeant des hôpitaux de
chiens. Ce document comprend six années. Il
porte :

Qu'en 1878, dans le département de la
Seine, sur 103 personnes mordues, il y a eu
24 morts par rage ;

Qu'en 1879, sur 76 personnes mordues, il y
a eu 12 morts par rage ;

Qu'en 1880, sur 68 personnes mordues, il y
a eu 5 morts par rage ;

Qu'en 1881, sur 156 personnes mordues, il
y a eu 23 morts par rage ;

Qu'en 1882, sur 67 personnes mordues, il y
a eu 11 morts par rage ;

Enfin, qu'en 1883, sur 45 personnes mordues, il y a eu 6 morts par rage.

Les nombres qui précèdent donnent, en
moyenne, 1 mort par rage sur 6 mordus environ.

Mais, pour apprécier l'efficacité de la méthode de la prophylaxie de la rage, il reste
une seconde question non moins capitale que

celle de la moyenne des cas de morts par rage à la suite des morsures rabiques. C'est là question de savoir si nous sommes suffisamment éloignés de l'instant des morsures chez les personnes déjà traitées pour ne plus craindre qu'elles prennent la rage. En d'autres termes, dans quel délai la rage après morsure rabique fait-elle explosion ?

Les statistiques établissent que c'est surtout dans les deux mois, c'est-à-dire dans les quarante à soixante jours qui suivent les morsures que la rage se manifeste. Or, sur les personnes de tout âge et de tout sexe déjà traitées par la nouvelle méthode, 100 ont été mordues avant le 15 décembre, c'est-à-dire depuis plus de deux mois et demi. La seconde centaine a plus de six semaines et deux mois de morsure. Pour les 150 autres personnes traitées ou en traitement tout se passe jusqu'à présent comme pour les 200 premières.

On voit, en s'appuyant sur les statistiques les plus rigoureuses, quel nombre élevé de personnes ont été déjà soustraites à la mort.

La prophylaxie de la rage après morsure est fondée.

Il y a lieu de créer un établissement vaccinal contre la rage. »

COMMUNICATION DU 12 AVRIL 1886

« Le 1er mars, j'ai fait connaître à l'Académie les résultats de la méthode de prophylaxie de la rage portant sur 350 personnes de tout âge, après morsure par chiens enragés. Aujourd'hui le nombre total des personnes trai tées ou en traitement est de 726, qui se décomposent comme il suit par nationalités :

France	505 [1]
Algérie	40
Russie	75
Angleterre	25
Italie	24
Autriche-Hongrie	13
Belgique	10
Amérique (Nord)	9
Finlande	6
Allemagne	5
Portugal	5
Espagne	4
Grèce	3
Suisse	1
Brésil	1
Total	726

Ce tableau comprend lui-même deux listes qu'il est essentiel d'envisager séparément :

Une première liste contient le nombre de pesonnes mordues par les chiens, la seconde s'applique aux morsures par loups enragés.

---

(1) Le chiffre de 505 individus qui auraient été mordus par des chiens enragés dans l'espace de six mois, me parait exagéré. Tout le monde sait qu'une foule de sujets sont allés au laboratoire de la rue d'Ulm après avoir été mordus par des chiens qui n'étaient nullement suspects, et cela dans le simple but de faire un voyage à Paris ou de mettre un terme à leur peur.

Je suis en mesure de citer moi-même plusieurs individus qui se sont trouvés dans ce cas.

Le nombre des personnes traitées après morsure de chiens enragés s'élève à 688.

Le nombre des personnes traitées après morsure de loups enragés s'élève à 38

Si cette distinction n'était pas faite, on s'exposerait à porter sur la méthode de prophylaxie de la rage un jugement erroné.

Des 688 personnes traitées après morsures de chiens, toutes se portent bien (exception toujours faite du cas de la petite Pelletier). Cependant, plus de la moitié a déjà dépassé la période dangereuse

Des 38 Russes traités ou en traitement après morsures de loups enragés, 3 sont morts rabiques ; les autres vont bien, quant à présent ; mais il est impossible de prévoir ce qui arrivera ultérieurement. Il existe, en effet, de profondes différences entre les suites des morsures par les chiens ou par les loups. »

Trente-huit Russes mordus par des loups enragés sont venus implorer les soins de M. Pasteur; la longue durée du voyage, la gravité et la multiplicité des morsures rendaient le succès très problématique. M. Pasteur n'a pas hésité et l'événement a justifié son courage. Des 38 malheureux mordus, voués à la mort dans la proportion de 60 à 80 0/0, comme le prouvent les statistiques que l'on possède à cet égard, 5 seulement ont succombé, parmi les plus grièvement atteints !

Ces brillants succès n'ont pas du tout

satisfait M. Rochefort, et, grande a été ma surprise lorsque j'ai pu lire le 5 avril dernier dans le journal « *l'Intransigeant* », l'article suivant :

« Un des moujicks de Smolensk, récemment inoculés à la suite de la morsure d'un loup qu'on prétendait enragé, est mort la semaine dernière.

Avant-hier, un second mordu et inoculé a succombé à la rage la plus caractérisée. Généralement, quand un animal atteint d'hydrophobie mord plusieurs personnes, la première seule, dans la chair de laquelle il a essuyé ses crocs, contracte la maladie. Cette fois, par extraordinaire, en voilà deux qui sont enlevés, quinze et dix-huit jours après être entrés en traitement chez le vaccinateur de la rue d'Ulm.

Trois autres restent à l'hôpital et les sept qui ont été renvoyés dans leur pays, guéris ou non, ont désormais le droit d'y mourir sans qu'on sache jamais à quelle cause on devra attribuer leur décès.

Et notez qu'on ignore si le loup était réellement enragé ; d'où il résulte ce doute terrible qu'on ne peut dire au juste si c'est de la morsure ou du traitement que provient la rage qui a emporté les deux malheureux.

Les faits, qu'on essayera probablement d'atténuer, parlent plus haut que toutes les souscriptions, et les faits les voici : il ne meurt pas annuellement en Europe plus de 7 ou 8 personnes de la rage. Depuis six mois environ que M. Pasteur a commencé ses infiltrations de virus, trois de ses malades sont morts, sans compter deux ou trois autres personnes, dont un sergent de ville, si nous nous souvenons bien, lesquelles n'avaient pas été inoculées. En moins de six mois, nous sommes donc arrivés à six décès, dont trois parmi les mordus qui se sont remis entre les mains de l'opérateur pour lequel on souscrit actuellement avec un si bel entrain.....

Maintenant que les autres Russes venus à Paris, pour se faire soigner meurent ou ne meurent pas, nous n'en serons ni plus ni moins renseignés sur la valeur du nouveau bienfait dont M. Pasteur prétend avoir doté l'humanité.

Tandis que les incrédules montreront les cadavres des inoculés qui sont morts, M. Pasteur montrera les inoculés qui ont survécu ; et nous aurons toutes les peines du monde à établir que les vivants n'étaient peut-être pas enragés, de même que M. Pasteur ne pourra guère prouver aux gens sérieux que ses clients lui doivent la vie.

Cet article de M. Rochefort renferme plusieurs erreurs ; je ne relèverai que les principales. M. Pasteur a prouvé que les Russes qui étaient morts rabiques avaient succombé aux morsures des loups. Il est donc évident que les loups étaient atteints de rage et M. Rochefort ne pouvait pas écrire : « on ignore si les loups étaient réellement enragés. »

En outre, je serais bien curieux de savoir où le Rédacteur de l'*Intransigeant* a pu lire « qu'il ne meurt pas annuellement en Europe plus de 7 ou 8 personnes de la rage. »

J'ai déjà démontré que des statistiques très bien dressées donnaient pour la France seulement, une mortalité minimum de 80 personnes par an.

Il y a loin de là aux chiffres donnés par M. Rochefort.

Il y a de plus une différence essentielle entre la rage du loup et celle du chien.

« Plusieurs personnes ont eu l'obligeance de me faire connaître des récits très authentiques de l'effet des morsures de loups enragés, et je crois utile de publier les conclusions de leurs rapports. »

Premier document. — Le 27 février 1806, huit habitants de la commune de Saint-Julien-de-Civry (Bourgogne), furent mordus par un loup enragé.

Un succomba le même jour à ses blessures; les 7 autres moururent tous de la rage, après une incubation qui varia de 17 à 68 jours.

(Extrait des registres mortuaires de la commune, par M. Sandre, instituteur. Extrait certifié par le maire de la commune.)

Deuxième document. — Le 26 décembre 1806, 9 personnes furent mordues aux environs de Bourg; 8 sont mortes de la rage.

(Revue scientifique.)

TROISIÈME DOCUMENT. — Le 16 octobre 1812, 19 personnes ont été mordues dans la ville de Bar-sur-Ornain par un loup enragé. Toutes furent traitées par les docteurs Champion et Moreau, qui lavèrent leurs plaies et les cautérisèrent avec du muriate d'antimoine pur. 11 sont mortes de la rage après une incubation qui a varié de 7 à 70 jours.

(Communiqué à l'Institut de France le 6 septembre 1813, par le docteur Champion.)

QUATRIÈME DOCUMENT. — Le 23 février 1849, un berger de Darbois, le sieur Dumont, âgé de 64 ans, a été mordu par un loup enragé. Il est mort rabique après une incubation de 32 jours.

(Communication de MM. Caillet et Mariotti.)

CINQUIÈME DOCUMENT. — Le 7 janvier 1866, 3 personnes habitant trois communes différentes, Nant, Alques, Saint-Jean-du-Bruel, furent mordues par une louve enragée.

Les trois ont pris la rage après 23, 22 et 38 jours d'incubation, et sont mortes.

(Communication du docteur Bompaire, à Millau (Aveyron).

SIXIÈME DOCUMENT. — Le 5 octobre 1874, dans la commune de Rochette (Charente), deux hommes furent mordus par un loup enragé qui venait de terrasser et de déchirer une petite fille.

Après 25 et 30 jours d'incubation, ces deux hommes ont pris la rage et ont succombé.

L'enfant est morte le jour même où elle a été assaillie.

(Extrait du journal le Charentais, octobre et novembre 1874.)

SEPTIÈME DOCUMENT.— Par lettre en date du 22 mars dernier, M. le docteur Niepce, médecin des Eaux d'Allevard, signale à M. Vulpian quatre cas de morsures, par loup enragé, en 1882. Les 4 personnes moururent de la rage après une durée d'incubation de 9 à 19 jours.

HUITIÈME DOCUMENT.—Les 11 et 12 mai 1881, un loup enragé mordit, dans les environs d'Avallon, diverses personnes et beaucoup de bestiaux.

Toutes les personnes mordues succombèrent à la rage.

En réunissant les huit documents, on arrive à la proportion de 82 morts sur 100 mordus par loups enragés, et dans 6 des cas sur 8, il y a eu autant de morts que de mordus. Si l'on appliquait cette proportion dans la mortalité, aux 19 Russes de Smolensk dont le traitement est terminé et dont 16 reprennent aujourd'hui le chemin de la Russie, ce n'est pas 3 morts par rage dont on aurait à déplorer la perte, mais 15 ou 16. On ne saurait douter que le traitement a dû être efficace pour la plupart d'entre eux.

Il y a plus : en Russie on s'accorde généralement à dire que toute personne mordue par un loup enragé est vouée à la mort par rage.

⁂

Ces faits nous démontrent :

1º Que la durée d'incubation de la rage humaine par morsure de loups enragés est souvent très courte, beaucoup plus courte que la rage par morsure de chiens ;

2º Que la mortalité à la suite des morsures par loup enragé est considérable si on la compare aux effets des morsures du chien.

Ces deux proportions trouvent une explication suffisante dans le nombre, la profondeur et le siège des morsures faites par le loup qui s'acharne sur sa victime, l'attaque souvent à la tête et au visage. Les autopsies des trois Russes qui ont succombé à l'Hôtel-Dieu, et l'inoculation de la moelle allongée du premier de ces Russes à des chiens, des lapins et des cobayes, prouvent que le virus du loup et celui du chien ont sensiblement la même violence, et que la différence entre la rage du loup et la rage du chien tient surtout au nombre et à la nature des morsures.

Ces faits m'ont conduit à chercher si, dans le cas de morsures par loups enragés, la méthode ne pourrait pas être utilement modifiée par des inoculations en plus grande quantité et dans un temps plus court. Je ferai part ultérieurement des résultats à l'Académie.

Dans tous les cas, pour le loup en particulier, il est bon de se soumettre le plus tôt possible au traitement préventif. Les Russes de Smolensk ont employé six jours pour le voyage et ne sont arrivés au laboratoire que 14 et 15 jours après les accidents. On aurait donc pu, à la rigueur, commencer leur traitement huit jours plus tôt, et l'on ne saurait dire quelle aurait été l'influence de cette modification pour les trois qui ont succombé. »

Ainsi se trouvent renversées les objections faites par M. Rochefort.

La conséquence logique de cette communication de Pasteur est celle-ci : Il faut que les inoculations soient faites sur place, à une date très rapprochée de l'accident. Que le gouvernement russe mette un médecin à la tête d'un service d'inoculations qui pourra fonctionner sans retard et procurer immédiatement l'immunité rabique à tous les malheureux qui pourront être mordus en Russie par des loups ou des chiens.

La France est toujours heureuse et fière de faire profiter le monde entier des bienfaits de sa science.

POLICE SANITAIRE

La police sanitaire est sans contredit une branche très importante dans le traitement des maladies contagieuses. Elle a pour but d'empêcher la propagation des affections virulentes et de poursuivre ainsi l'extinction des épizooties.

Les mesures sanitaires sont donc utiles et même de la dernière nécessité.

Nous donnons ici les différentes lois relatives à la police sanitaire des animaux en ce qui concerne la rage.

LOI DU 21 JUILLET 1881

SUR LA POLICE SANITAIRE DES ANIMAUX

TITRE Ier

MALADIES CONTAGIEUSES DES ANIMAUX ET MESURES SANITAIRES QUI LEUR SONT APPLICABLES.

Article premier. — Les maladies des animaux qui sont réputées contagieuses et qui donnent lieu à l'application des dispositions de la présente loi sont :

La rage dans toutes les espèces.

. . . .

Art. 3. — Tout propriétaire, toute personne ayant, à quelque titre que ce soit, la charge des soins ou la garde d'un animal atteint ou soupçonné d'être atteint d'une maladie contagieuse, dans les cas prévus par les art. 1er et 2, est tenue d'en faire sur le champ la déclaration au maire de la commune où se trouve cet animal.

Sont également tenus de faire cette déclaration tous les vétérinaires qui seraient appelés à le soigner.

L'animal atteint ou soupçonné d'être atteint de l'une des maladies spécifiées dans l'art. 1er devra être immédiatement, et avant même que l'autorité administrative ait répondu à l'avertissement, séquestré, séparé et maintenu isolé autant que possible des autres animaux susceptibles de contracter cette maladie.

Il est interdit de le transporter avant que le vétérinaire délégué par l'administration l'ait examiné. La même interdiction est applicable à l'enfouissement, à moins que le maire, en cas d'urgence, n'en ait donné l'autorisation spéciale.

Art. 4. — Le maire devra, dès qu'il aura été prévenu, s'assurer de l'accomplissement des prescriptions contenues dans l'article précédent et y pourvoir d'office, s'il y a lieu.

Aussitôt que la déclaration prescrite par le § 1er de l'article précédent a été faite, ou, à défaut de déclaration, dès qu'il a connaissance de la maladie, le maire fait procéder, sans retard, à la visite de l'animal malade ou suspect par le vétérinaire chargé de ce service.

Ce vétérinaire constate et, au besoin, prescrit la complète exécution des dispositions du troisième alinéa de l'art. 3 et les mesures de désinfection immédiatement nécessaires.

Dans le plus bref délai, il adresse son rapport au préfet.

. . . .

Art. 10. — La rage, lorsqu'elle est constatée chez les animaux de quelque espèce qu'ils soient, entraine l'abatage, qui ne peut être différé sous aucun prétexte.

Les chiens et les chats suspects de rage doivent être immédiatement abattus. Le propriétaire de l'animal suspect est tenu, même en l'absence d'un ordre des agents de l'administration, de pourvoir à l'accomplissement de cette prescription.

. . . .

Art. 12. — L'exercice de la médecine vétérinaire dans les maladies contagieuses des animaux est interdit à quiconque n'est pas pourvu du diplôme de vétérinaire.

Le Gouvernement, sur la demande des conseils généraux, pourra ajourner, par décret, dans les départements, l'exécution de cette mesure, pendant une période de six années à partir de la promulgation de la présente loi.

Art. 13. — La vente ou la mise en vente des animaux atteints ou soupçonnés d'être atteints de maladies contagieuses est interdite.

Le propriétaire ne peut s'en dessaisir que dans les conditions déterminées par le règlement d'administration publique prévu à l'article 5.

Ce règlement fixera pour chaque espèce d'animaux et de maladie, le temps pendant lequel l'interdiction de vente s'appliquera aux animaux qui ont été exposés à la contagion.

Art. 14. — La chair des animaux morts de maladies contagieuses quelles qu'elles soient, ou abattus comme atteints de la rage, ne peut être livrée à la consommation.

TITRE II

INDEMNITÉS

. . . .

Art. 23. — Il n'est alloué aucune indemnité aux propriétaires des animaux abattus par suite de maladies contagieuses, autres que la peste bovine et la péripneumonie contagieuse dans les conditions spéciales indiquées dans l'article 9.

TITRE IV

PÉNALITÉS

Art. 30. — Toute infraction aux dispositions des art. 3, 5, 6, 9, 10, 11 § 2 et 12 de la présente loi, sera punie d'un emprisonnement de six jours à deux mois et d'une amende de 16 à 400 francs.

Art. 31. — Seront punis d'un emprisonnémént de deux mois à six mois et d'une amende de 100 à 1,000 francs :

1º Ceux qui, au mépris des défenses de l'administration, auront laissé leurs animaux infectés communiquer avec d'autres ;

2º Ceux qui auraient vendu ou mis en vente des animaux qu'ils savaient atteints ou soupçonnés d'être atteints de maladies contagieuses ;

3º Ceux qui, sans permission de l'autorité, auront déterré ou sciemment acheté des cadavres ou débris d'animaux morts de maladies contagieuses quelles qu'elles soient, ou abattus comme atteints de la rage ;

4º Ceux qui, même avant l'arrêté d'interdiction, auront importé en France des animaux qu'ils savaient atteints de maladies contagieuses ou avoir été exposés à la contagion.

Art. 32. — Seront punis d'un emprisonnement de six mois à trois ans et d'une amende de 100 à 2,000 francs .

1º Ceux qui auront vendu ou mis en vente de la viande provenant d'animaux qu'ils savaient morts de maladies contagieuses quelles qu'elles soient, ou abattus comme atteints de la rage.

2º Ceux qui se sont rendus coupables des délits prévus par les articles précédents, s'il est résulté de ces délits une contagion parmi les autres animaux.

Art. 33. — Tout entrepreneur de transports qui aura contrevenu à l'obligation de désinfecter son matériel sera passible d'une amende de 100 à 1,000 francs.

Il sera puni d'un emprisonnement de six jours à deux mois, s'il est résulté de cette infraction une contagion parmi les autres animaux.

Art. 34. — Toute infraction à la présente loi, non spécifiée dans les articles ci-dessus, sera punie de 16 francs à 400 francs d'amende. Les contraventions aux dispositions du règlement d'administration publique rendu pour l'exécution de la présente loi seront, suivant les cas, passibles d'une amende de 1 franc à 200 francs, qui sera prononcée par le juge de paix du canton.

Art. 35. — Si la condamnation pour infraction

à l'une des dispositions de la présente loi remonte à moins d'une année, ou si cette infraction a été commise par des vétérinaires délégués, des gardes champêtres, des gardes forestiers, des officiers de police à quelque titre que ce soit, les peines peuvent être portées au double du maximum fixé par les précédents articles.

Art. 36. — L'article 463 du Code pénal est applicable dans tous les cas prévus par les articles du présent titre.

TITRE V

DISPOSITIONS GÉNÉRALES

Art. 37. — Les frais d'abatage, d'enfouissement, de transport, de quarantaine, de désinfection, ainsi que tous autres frais auxquels peut donner lieu l'exécution des mesures prescrites en vertu de la présente loi, sont à la charge des propriétaires ou conducteurs d'animaux.

En cas de refus des propriétaires ou conducteurs d'animaux de se conformer aux injonctions de l'autorité administrative, il y est pourvu d'office devant le juge de paix.

La désinfection des wagons de chemins de fer prescrite par l'article 16 a lieu par les soins des compagnies ; les frais de cette désinfection sont fixés par le Ministre des travaux publics, les compagnies entendues.

Art. 38. — Un service des épizooties est établi dans chacun des départements, en vue d'assurer l'exécution de la présente loi.

Les frais de ce service seront compris parmi les dépenses obligatoires à la charge des budgets départementaux et assimilés aux dépenses classées sous les paragraphes 1er à 4 de l'article 60 de la loi du 10 août 1871.

. . . .

Art. 41. — Sont et demeurent abrogés les articles 459, 460 et 461 du Code pénal, toutes lois et ordonnances, tous arrêts du conseil, arrêtés, décrets et règlements intervenus, à quelque époque que ce soit, sur la police sanitaire des animaux.

La présente loi, délibérée et adoptée par le

Sénat et par la Chambre des députés, sera exécutée comme loi de l'Etat.

Fait à Paris, le 21 juillet 1881.

JULES GRÉVY.

Par le Président de la République :

Le Ministre de l'agriculture et du commerce,
P. TIRARD.

DÉCRET PORTANT RÈGLEMENT D'ADMINISTRATION PUBLIQUE SUR LA POLICE SANITAIRE DES ANIMAUX

Le Président de la République française,

Sur le rapport du ministre de l'agriculture.

Vu la loi en date du 21 juillet 1881 sur la police sanitaire des animaux ;

Le Conseil d'Etat entendu,

Décrète :

TITRE Ier

POLICE SANITAIRE A L'INTÉRIEUR

CHAPITRE Ier

MESURES COMMUNES A TOUTES LES MALADIES CONTAGIEUSES

Article premier. — Lorsqu'une maladie contagieuse est signalée dans une commune, le maire informe, dans les vingt-quatre heures, le préfet du département, et lui fait connaître les mesures et les arrêtés qu'il a pris, conformément à la loi sur la police sanitaire et au présent règlement d'administration publique, pour empêcher l'extension de la contagion. Le préfet accuse réception au maire dans le même délai et prend un arrêté pour prescrire les mesures à mettre en exécution.

Les arrêtés des maires et des préfets sont transmis, sans délai, au ministre de l'agriculture, qui peut prendre, par un arrêté spécial, des mesures applicables à plusieurs départements.

Art. 2. — Les arrêtés pris par le maire sont exécutoires, même avant l'approbation du préfet.

Art. 3. — Dans le cas où un animal atteint ou soupçonné d'être atteint d'une maladie contagieuse, meurt ou est abattu avant la déclaration prescrite par l'article 3 de la loi sur la police sanitaire, le maire commet un vétérinaire à l'effet de constater la nature de la maladie. Le procès-verbal de constatation est remis au maire, qui en transmet sans retard une copie au préfet.

Le vétérinaire délégué, chef du service sanitaire du département, est envoyé sur place, s'il y a lieu, pour vérifier les constatations de son collègue.

Art. 4. — Les cadavres ou parties de cadavres des animaux morts de maladies contagieuses ou abattus comme atteints de ces maladies doivent être conduits à l'atelier d'équarrissage, s'il s'en trouve un dans la commune.

S'il n'y a pas d'atelier d'équarrissage, le maire prescrit l'enfouissement dans le terrain du propriétaire : l'emplacement doit être agréé par le maire.

A défaut de terrain appartenant au propriétaire, l'enfouissement a lieu dans un terrain communal spécialement affecté à cet effet. Le terrain est entouré d'une clôture et il est interdit d'y faire paître les animaux.

Enfin, si la commune elle-même ne possède pas d'emplacement susceptible d'être approprié comme il est dit au paragraphe précédent, les cadavres ou débris de cadavres sont détruits sur place au moyen de procédés approuvés par le comité consultatif des épizooties, ou transportés à l'atelier d'équarrissage le plus voisin. Le transport sera effectué conformément aux indications données par le maire.

Dans les cas d'enfouissement, les fosses ont une profondeur suffisante pour qu'il y ait au-dessus du corps une couche de terre de 1 mètre 50 au moins. Les cadavres sont recouverts de toute la terre extraite pour ouvrir les fosses et ne peuvent être déterrés en tout ou en partie sans une autorisation du préfet.

Art. 5. — Les locaux, cours, enclos, herbages et pâtures où ont séjourné les animaux atteints de maladies contagieuses doivent être désinfectés.

Les mesures de désinfection sont déterminées,

sur l'avis du comité consultatif des épizooties, par des instructions ministérielles.

Art. 6. — Il est interdit, sous aucun prétexte, de conduire, même pendant la nuit, aux abreuvoirs communs les animaux atteints de maladies contagieuses et ceux qui ont été exposés à la contagion. Cette interdiction s'applique même aux animaux dont la circulation a été permise exceptionnellement.

Art. 7. — Dans tous les cas où il est ordonné de marquer les animaux, la marque est faite sur la joue gauche.

Il est interdit d'apposer sur cette joue aucune autre marque.

CHAPITRE II

MESURES SPÉCIALES A CHACUNE DES MALADIES CONTAGIEUSES

. . . .

Section VIII. — Rage.

Art. 51. — Tout chien circulant sur la voie publique en liberté ou même tenu en laisse, doit être muni d'un collier portant, gravés sur une plaque de métal, les noms et demeure de son propriétaire.

Sont exceptés de cette prescription les chiens courants portant la marque de leur maitre.

Art. 52. — Les chiens trouvés sans colliers sur la voie publique et les chiens errants, même munis de collier, sont saisis et mis en fourrière.

Ceux qui n'ont pas de collier et dont le propriétaire est inconnu dans la localité sont abattus sans délai.

Ceux qui portent le collier prescrit par l'article précédent et les chiens sans collier dont le propriétaire est connu sont abattus s'ils n'ont pas été réclamés avant l'expiration d'un délai de trois jours francs. Ce délai est porté à cinq jours francs pour les chiens courants avec collier ou portant la marque de leur maitre.

Les chiens destinés à être abattus peuvent être livrés à des établissements publics d'enseignement ou de recherches scientifiques.

En cas de remise au propriétaire, ce dernier sera tenu d'acquitter les frais de conduite, de nourriture et de garde, d'après un tarif fixé par l'autorité municipale.

Art. 53. — L'autorité administrative pourra, lorsqu'elle croira cette mesure utile, particulièrement dans les villes, ordonner par arrêté que tous les chiens circulant sur la voie publique soient muselés ou tenus en laisse.

La même mesure est prise pour les communes qui ont été parcourues par un chien enragé.

Pendant le même temps, il est interdit aux propriétaires de se dessaisir de leurs chiens ou de les conduire en dehors de leur résidence, si ce n'est pour les faire abattre. Toutefois, peuvent être admis à circuler librement, mais seulement pour l'usage auquel ils sont employés, les chiens de berger et de bouvier ainsi que les chiens de chasse.

Art. 55. — Lorsque les animaux herbivores ont été mordus par un animal enragé, le maire prend un arrêté pour mettre ces animaux sous la surveillance d'un vétérinaire délégué à cet effet. Cette surveillance sera de six semaines au moins.

Ces animaux sont marqués, et il est interdit au propriétaire de s'en dessaisir avant l'expiration de ce délai, si ce n'est pour les faire abattre. Dans ce cas, il est délivré un laissez-passer qui est rapporté au maire dans le délai de cinq jours, avec un certificat attestant que les animaux ont été abattus. Ce certificat est délivré par le vétérinaire délégué à la surveillance de l'atelier d'équarrissage.

L'utilisation des chevaux et des bœufs pour le travail peut être autorisée, à condition, pour les chevaux, d'être muselés.

Art. 56. — L'utilisation de la peau des animaux morts de la rage ou abattus pour cause de cette maladie demeure permise après désinfection dûment constatée.

Art. 102. — Le ministre de l'agriculture est chargé de l'exécution du présent décret qui sera inséré au *Bulletin des lois*.

Fait à Paris, le 22 juin 1882.

Jules Grevy.

Par le Président de la République :
Le ministre de l'agriculture,
De Mahy.

CIRCULAIRE A MM. LES PRÉFETS

Paris, le 20 août 1885.

Monsieur le Préfet,

J'ai l'honneur de vous adresser copie de la loi du 21 juillet 1881, sur la police sanitaire des animaux, et du règlement d'administration publique rendue pour son exécution, le 22 juin dernier.

Je vais me borner, d'ailleurs, à examiner les principales dispositions de la loi et du règlement sur lesquels il me paraît utile d'appeler plus particulièrement votre attention.

LOI DU 21 JUILLET 1881

SUR LA POLICE SANITAIRE DES ANIMAUX

TITRE Ier. — Art. 3. — L'art. 3 renferme le principe fondamental de toute législation sanitaire ; c'est par l'observation des prescriptions qu'il édicte que l'autorité administrative est mise en mesure d'agir. Il est, du reste, reproduit presque textuellement des anciens arrêts et ordonnances sur la matière et de l'art. 459 du Code pénal.

§ 1er. *Déclaration*. — Obligation est faite à tout propriétaire, toute personne ayant à quelque titre que ce soit, la charge des soins ou de la garde d'un animal atteint ou soupçonné d'être atteint de l'une des maladies contagieuses visées par l'art. 1er, *d'en faire sur le champ* la déclaration au maire de la commune.

En adjoignant au propriétaire, toute personne ayant à quelque titre que ce soit, la charge des soins ou de la garde de l'animal, le législateur a voulu prendre des garanties contre la négligence du propriétaire, de ses subordonnés ou de tierces personnes préposées aux soins à donner à l'animal, et particulièrement de celles qui font le métier de traiter les animaux. Tous sont également tenus de faire la déclaration; mais il est évident qu'il suffit qu'elle soit faite une fois et, dans la pratique ceux auxquels la loi s'adresse mettront leur responsabilité à couvert en s'assurant que cette formalité a été remplie.

Dans le cas où la déclaration n'aurait pas été faite, tous doivent être impliqués dans la poursuite. La déclaration doit être faite aussitôt que l'existence de la maladie contagieuse est connue ou dès que le soupçon de l'existence d'une maladie de cette nature a pris naissance. Ceux-là seraient répréhensibles et s'exposeraient à des poursuites correctionnelles, qui ne se conformeraient pas, non seulement à l'obligation de déclarer, mais de déclarer *sur le champ*.

§ 2. *Déclaration à faire par les vétérinaires.* — Les vétérinaires sont également tenus de faire connaître au maire les cas de maladies contagieuses qu'ils constatent dans l'exercice de leur profession : comme dans le cas précédent, il leur suffira, après avoir averti le propriétaire, de s'assurer que celui-ci s'est conformé à la loi ; mais ils auraient le devoir de suppléer à son inaction.

Le maire qui aura reçu la déclaration, devra la transcrire sur un registre spécial et remettre immédiatemement un récépissé au déclarant. Ce récépissé indiquera les nom, prénoms et domicile de la personne qui a fait la déclaration, le titre auquel elle agit, le nombre et l'espèce des animaux, le nom de la maladie et, si le déclarant n'est pas le propriétaire, le nom de celui-ci : cette pièce sera datée et signée.

§ 3. *Isolement et séquestration.* — Une autre obligation du propriétaire ou de la personne qui a l'animal sous sa garde, est de séparer cet animal de ceux de son espèce ou de ceux des autres espèces qui pourraient contracter la maladie dont il est atteint ou dont on le soupçonne d'être atteint et de le maintenir isolé *autant que possible*.

Cette expression, *autant que possible*, doit être entendue dans un sens étroit, c'est-à-dire que l'isolement devra être complet toutes les fois qu'il n'y aura pas empêchement par suite d'absence de locaux. Il y aurait faute si, pouvant réaliser complètement le vœu de la loi, on ne le faisait pas par négligence ou incurie.

Déclaration et isolement sont donc pour ainsi dire deux faits simultanés. Le second doit donc précéder le premier et à partir du moment où il y a lieu de craindre l'existence d'une maladie contagieuse, l'animal doit être non seulement isolé, mais encore *séquestré*, c'est-à-dire rigoureusement renfermé.

§ 4. *Interdiction de déplacer ou d'enfouir.* — Cette séquestration durera au moins jusqu'à la venue du vétérinaire convoqué par le maire, comme il est dit à l'article suivant; jusque-là il est interdit de transporter l'animal d'un lieu à un autre, sous quelque prétexte que ce soit. La même interdiction s'applique à l'enfouissement. Ceci nous ramène au § 1er, qui trouve ici un complément de lumière. Pour faire une interprétation exacte de cette disposition, il faut comprendre que la déclaration prescrite par le § 1er, est obligatoire, même après la mort de l'animal, s'il existe des motifs de croire qu'il a succombé à une maladie contagieuse.

Ainsi donc, règle générale, que l'animal ayant fait l'objet de la déclaration, vienne à mourir avant l'arrivée du vétérinaire, ou qu'après la mort d'un animal on ait le soupçon que la maladie à laquelle il vient de succomber soit contagieuse, défense est faite de procéder à l'enfouissement, jusqu'à la visite du vétérinaire. Il ne peut être fait exception que dans des cas urgents, dont le maire est seul juge. C'est lui qui appréciera s'il y aurait danger à différer l'enfouissement, soit par suite de l'état de décomposition du corps, soit par toute autre cause.

Art. 4. — Dès qu'il a été prévenu, le maire a le devoir de s'assurer, soit par lui-même, soit par son délégué (le garde champêtre dans les communes rurales, le commissaire de police dans les villes), que l'isolement et la séquestration ont été effectués; il y pourvoit d'office s'il y a lieu.

Simultanément, il informe, par voie de réquisition, le vétérinaire sanitaire (règlement d'administration publique, art. 97); celui-ci doit se rendre à l'appel du maire, dans le plus court délai possible. La loi lui confère le pouvoir d'assurer la complète exécution de l'isolement et de la séquestration. Cette disposition pourrait paraître sans objet, si l'on ne savait pas que l'isolement peut être assuré de diverses façons, suivant la nature des maladies, et, sans l'intervention de l'homme de l'art, cette prescription de la loi pourrait rester illusoire, quelque empressement que missent d'ailleurs à s'y conformer, le propriétaire d'abord et l'autorité municipale ensuite. Dans la rage, il suffit que les animaux ne puissent pas avoir de rapports immédiats.

Des mesures de désinfection peuvent être aussi immédiatement nécessaires, et le cas se présentera même souvent. Si l'animal atteint d'une maladie contagieuse est dans le local qu'il habite, le seul de son espèce ou le seul des animaux susceptibles de contracter la maladie dont il est atteint, et que la nature de la maladie permette que l'isolement soit réalisé sans déplacement, la désinfection sera différée; mais dans le cas inverse, la place occupée par l'animal malade ou même le local tout entier devra être désinfecté sans délai.

Les prescriptions du vétérinaire s'exécutent sous la surveillance de l'autorité municipale.

Ainsi que nous l'avons vu, c'est le maire qui provoque la visite du vétérinaire; il doit le faire dès qu'il a reçu la déclaration prescrite par l'article précédent. Mais son devoir est le même, quel que soit le canal par lequel il arrive à sa connaissance qu'un cas de maladie contagieuse existe ou est soupçonné dans sa commune : rumeur publique ou avis bénévole.

Après sa visite, le vétérinaire, sans perdre de temps, rédige son rapport pour rendre compte des constatations qu'il a faites. La loi prescrit que ce rapport soit adressé au préfet du département. Cette désignation est évidemment limitative. Dans notre nouvelle législation sanitaire, c'est le représentant direct du pouvoir central dans le département qui est le pivot de tout le système; on comprend, du reste, que le législateur ait voulu confier à cette autorité élevée l'exécution des mesures qui intéressent à un si haut degré la prospérité publique, et qui s'accompagnent de restrictions plus ou moins sensibles au droit de propriété. De plus, dans le cas de peste bovine et de péripneumonie, les décisions à prendre engagent la responsabilité pécuniaire de l'Etat. Enfin, quelques lumières qu'on suppose au vétérinaire qui a fait les premières vérifications, il est sujet à erreur, et, dans une matière aussi grave, un deuxième avis sera toujours utile à recueillir ; ce rôle de conseiller sera naturellement dévolu au vétérinaire, chef du service sanitaire du département, qui réside auprès du préfet.

Art. 5. — Le rapport du vétérinaire a conclu à l'existence de l'une des maladies contagieuses dénommées dans la loi ; l'action sanitaire va donc s'exercer. Sa première manifestation sera, dans la plupart des cas, un arrêté préfectoral portant déclaration d'infection. (Règlement d'administration publique, articles 8, 21, 29, 33, 43, 57.) Cet arrêt doit suivre immédiatement la réception du rapport du vétérinaire.

La *déclaration d'infection* est la constatation officielle de l'existence de la contagion dans les lieux déterminés par l'arrêté du préfet.

A partir du moment où cet arrêté a été publié, les prescriptions et la loi et du règlement d'administration publique, spéciales à chaque maladie en particulier, portent leur plein et entier effet. Il en résulte que toutes ces prescriptions doivent être appliquées *ipso facto*, à la seule exception de celles qui exigent une nouvelle intervention de l'autorité ; tels sont, par exemple, l'abatage des animaux malades et contaminés dans le cas de peste bovine ; l'abatage et l'inoculation dans le cas de péripneumonie. (L. art. 6, 8, 9, 11.)

Quant aux mesures spéciales dont l'arrêté, portant *déclaration d'infection*, peut entrainer l'application, l'énumération en est donnée à l'article 5, mais le législateur s'est borné à poser le principe des moyens de police sanitaire auxquels il serait possible de recourir, laissant au Règlement d'administration publique le soin de les adapter à chaque maladie, selon sa nature, son étiologie et son mode de propagation. (Règlement d'administration publique. Titre Ier, chap. II, sections 1, 2, 3, 4, 5, 6, 7, 8, 9.)

Art. 6, 7, 8, 9, 10. — Ces articles règlent le sort des animaux dans les contagions les plus graves, où, pour sauvegarder cette partie importante de la fortune publique que représentent les animaux domestiques, il était nécessaire de porter atteinte au droit de propriété.

. . . .

Art. 10. *Rage*. — Tous les animaux atteints de la rage, de quelque espèce qu'ils soient, doivent être abattus. L'abatage est, en outre, ordonné dans le cas de simple suspicion lorsqu'il s'agit de chiens et de chats. C'est à l'autorité municipale qu'il appartient de faire exécuter ces prescriptions, et elle ne saurait y mettre trop de rigueur. On vaincra la résistance des détenteurs de chiens et de chats suspects en leur montrant à quels effroyables malheurs ils seraient exposés eux et les leurs, si on ne détruisait pas des animaux qui sont devenus un danger public. Je vous rappellerai d'ailleurs, comme je l'ai déjà fait dans une précédente circulaire, qu'il n'y a pas lieu, pour retarder l'abatage, de s'arrêter à cette considération que les animaux suspects sont tenus renfermés dans l'intérieur des habitations.

Du reste, aux termes du second paragraphe de l'article 10, les particuliers eux-mêmes sont tenus de faire abattre, sans attendre l'intervention de l'autorité, les chiens et les chats qu'ils savent suspects de rage.

Quant à la suspicion, elle résulte de ce fait que les chiens et les chats ont été mordus ou seulement roulés par des animaux enragés.

RÈGLEMENT D'ADMINISTRATION PUBLIQUE

Je n'aurai pas à m'étendre longuement sur les dispositions du Règlement d'administration publique; elles ne sont, en effet, que le développement très complet et très explicite des principes déposés dans la loi et, avec l'ordre adopté pour l'arrangement des matières, aucune hésitation ne saurait se produire sur les mesures dont l'application est ordonnée pour telle ou telle maladie.

TITRE Ier

POLICE SANITAIRE A L'INTÉRIEUR

CHAPITRE Ier

MESURES COMMUNES A TOUTES DES MALADIES CONTAGIEUSES

Ce titre renferme les mesures complémentaires qui, jointes aux mesures plus générales édictées par la loi, constituent l'ensemble des moyens répressifs mis par le législateur à la disposition des pouvoirs publics pour combattre les maladies contagieuses.

Les prescriptions d'une application commune à toutes les maladies ont été groupées en un seul et même chapitre placé au frontispice du Règlement.

Art. 1er. — Par l'article 1er, il est enjoint au maire d'informer, dans les vingt-quatre heures, le préfet des cas de maladies contagieuses signalés dans la commune. Le préfet accuse réception dans le même délai et prend un arrêté pour prescrire les mesures à mettre à exécution.

Nous avons vu précédemment que le premier soin du maire qui a connaissance d'un cas de maladie contagieuse (déclarée ou soupçonnée) est de provoquer l'intervention du vétérinaire sanitaire; ce n'est évidemment qu'après la visite de ce vétérinaire, et selon ce qu'il aura constaté, que le maire devra transmettre l'avis en question. D'ailleurs, dans la pratique, la communication du maire pourra être accompagnée du rapport du vétérinaire (L. art. 4), et, de la sorte, le préfet sera mis immédiatement à même de prendre son arrêté.

J'insisterai auprès de vous, Monsieur le préfet, pour une observation exacte de la prescription contenue dans le second paragraphe de l'art. 1er. Mon ministère doit être constamment tenu au courant de la situation sanitaire du pays.

Art. 3. — Après une déclaration se rapportant à un animal mort ou abattu, le maire procédera comme il est indiqué à l'art. 3, mais cet article doit lui-même se combiner avec les art. 1er du Règlement et 4 de la loi.

Art. 4. — L'équarrissage anéantit d'une façon infaillible tous les germes morbifiques et, lorsqu'il sera possible de l'employer, ce mode de destruction des cadavres ou parties de cadavres devra toujours être préféré. C'est à défaut seulement d'atelier d'équarrissage dans la commune qu'on aura recours à l'enfouissement.

Les précautions à prendre pour le transport, soit à l'atelier d'équarrissage, soit à la fosse d'enfouissement, sont indiquées plus loin pour chaque maladie en particulier.

Je n'entrerai pas ici dans l'examen des considérations qui doivent présider au choix des terrains d'enfouissement. Les maires auront, à cet égard, recours aux conseils des vétérinaires ; je me bornerai à signaler le grand intérêt qu'il y aurait, dans les communes où le charbon existe à l'état endémique et où il ne se trouve pas d'atelier d'équarrissage, à affecter spécialement un terrain à l'enfouissement des animaux charbonneux. Ce terrain, dont l'enceinte devrait être fermée par une barrière ou une haie vive, serait interdit à toute culture et l'herbe en serait brûlée sur place.

Art. 6. — La prescription contenue à l'article 6 pourrait paraître une superfétation, puisqu'elle s'applique à des animaux que leurs propriétaires doivent tenir renfermés. Cependant l'abreuvement à l'étable pouvant présenter parfois quelque difficulté, on aurait pu être tenté, la nuit principalement où les chemins sont déserts, de mener aux abreuvoirs communs les animaux placés sous la surveillance de l'autorité pour cause de maladie contagieuse. Indépendamment des germes morbifiques qu'ils déposeraient sur leurs parcours, ces animaux pourraient transformer l'abreuvoir en une source commune où tout le bétail de la localité viendrait puiser la contagion. Les autorités locales devront donc tenir énergiquement la main à ce que la défense portée par l'article 6 soit observée.

Art. 7. — Dans tous les cas où il est prescrit de marquer les animaux, la marque sera appliquée sur la joue gauche, et, afin qu'aucune confusion ne puisse s'établir, il est interdit d'apposer sur cette joue aucune autre marque que celle du service sanitaire. Cette disposition n'est pas, d'ailleurs, de nature à rencontrer de la résistance ; il n'est pas dans la nature des éleveurs ni du commerce de marquer les animaux sur la joue, et, d'un autre côté, si la marque est faite au feu, il n'en résultera aucune diminution de valeur pour la peau.

Section VIII. — Rage.

Art. 51. — C'est contre le chien principalement

qu doivent être dirigées les mesures propres à prévenir la propagation de la rage.

L'article 51 rend le port du collier obligatoire pour tout chien circulant sur la voie publique, même lorsqu'il est tenu en laisse. Cette disposition a une importance; elle permet de rechercher à qui les animaux appartiennent et de mettre en cause les responsabilités, lorsque des accidents viennent à se produire par le fait de ces animaux. Par l'obligation du collier, les propriétaires se trouvent intéressés à exercer sur leurs chiens une surveillance attentive, afin de ne pas encourir les risques des peines et dommages-intérêts auxquels les accidents causés par eux pourraient donner lieu.

Art. 52. — Le danger de la rage dans les villes, et surtout dans les grandes villes, est accru par le nombre considérable de chiens divaguant sur la voie publique. Les chiens trouvés sur la voie publique sans collier et les chiens errants même munis de collier doivent être capturés et mis en fourrière; il est ensuite procédé à leur égard comme il est dit dans la suite de l'article 52. Dans certaines localités, on avait pour habitude de mettre en vente des chiens mis en fourrière et non réclamés par leurs propriétaires dans un délai déterminé; cette pratique, qui peut avoir les plus graves conséquences, doit être absolument abandonnée si elle existe encore quelque part.

Art. 53. — La mesure prévue par l'art. 53 peut être nécessitée par l'accroissement exceptionnel des accidents rabiques à un moment donné. Les faits de cette nature sont toujours corrélatifs à augmentation considérable de la population canine divaguante. En pareil cas, le musellement peut être rendu obligatoire par arrêté spécial.

Art. 54. — Une des principales causes de la propagation de la rage est la liberté de divagation laissée aux chiens dans les communes où un cas de rage a été constaté. Il est plus que probable que dans ces communes, un certain nombre de chiens auront été mordus et que, devenant enragés à leur tour, ils en mordront d'autres, et toujours ainsi.

Pour prévenir ce danger toujours imminent, le maire prend un arrêté pour interdire pendant six semaines au moins la circulation des chiens, à moins qu'ils ne soient tenus en laisse. Cette mesure doit être prise également par les maires des communes qui ont été parcourues par un chien enragé.

Une certaine suspicion s'étendant ainsi à tous les chiens des communes où la rage a été constatée, pendant toute la durée de cette suspicion, il devait être interdit aux propriétaires de s'en dessaisir ou de les conduire en dehors de leur résidence, si ce n'est pour les faire abattre; tel est l'objet du dernier paragraphe de l'art. 54.

. . . .

Il ne me paraît pas utile, Monsieur le préfet, de développer davantage ces explications. Quelque détaillée, d'ailleurs, que soit une instruction générale, il se rencontre toujours dans l'application des difficultés imprévues. S'il s'en présente dans votre département, veuillez me les soumettre et je m'empresserai de les résoudre.

Je vous transmettrai ultérieurement une instruction spéciale relativement à la *désinfection* dans tous les cas où cette opération est prescrite par la loi et le Règlement d'administration publique.

En outre, dans le but de faciliter l'exécution des dispositions légales, je vais m'occuper de faire préparer des formules pour toutes les circonstances où leur emploi pourra apporter des simplifications.

Je vous prie de vouloir bien m'accuser réception du présent envoi.

Recevez, etc.

Le Ministre de l'Agriculture,
DE MAHY.

INSTRUCTION SUR LA DÉSINFECTION

APPLIQUÉE

AUX MALADIES DES ANIMAUX DOMESTIQUES

La rage des carnivores ne nécessite d'autres moyens de désinfection que le lavage à l'eau chaude de toutes les surfaces sur lesquelles les animaux enragés ont pu répandre leur bave. Les restes d'aliments laissés dans les niches ou dans les toits de porcs doivent être désinfectés par l'acide phénique, car ils sont des réceptacles des éléments contagieux, et jetés aux fumiers ou aux égouts.

Pour les herbivores, il faut faire enlever les litières et les restes d'aliments dans les places qu'ils occupaient, après avoir recommandé de traiter au préalable par l'eau bouillante les matières alimentaires laissées au fond des auges, afin d'éviter les chances d'inoculations qui pourraient résulter du contact de ces matières avec les blessures des mains des palefreniers. Tout ce qui a pu être imprégné de la bave des malades, litières, fourrages, restes d'aliments, doit être enfoui dans les fumiers.

Les mangeoires, les râteliers, les stalles de séparation doivent être nettoyés à l'eau bouillante. On détruira par le feu les licols, les cordages d'attache et les billots d'arrêt, en vue surtout d'éviter les inoculations à l'homme par le maniement de ces objets imprégnés de salive.

C'est dans le même but qu'il est prudent de flamber jusqu'à carbonisation les points des boiseries qui ont pu être entamés par les morsures pendant les accès.

Les seaux et les auges doivent être lavés à fond à l'eau bouillante. De même les parties du sol sur lesquelles s'est répandue la salive tombant de la bouche des malades.

Il faut faire évacuer les auges de pierre ou de bois, servant à l'abreuvoir commun, où des chevaux affectés de la rage ont pu boire à la période initiale de leur maladie.

On doit détruire par le feu les éponges qui ont pu servir au pansement des malades au début de leur maladie.

Quant à leurs couvertures, si elles ont pu être souillées par leur bave, on ne doit les faire lessiver qu'après leur immersion préalable dans un liquide désinfectant au permanganate de potasse ou au chlorure de zinc.

Article 1382 du Code civil. — Tout fait quelconque de l'homme, qui cause à autrui un dommage, oblige celui par la faute duquel il est arrivé, à le réparer.

Article 1383 du Code civil. — Chacun est responsable du dommage qu'il a causé, non-seulement par son fait, mais encore par sa négligence ou par son imprudence.

Article 1385 du Code civil. — Le propriétaire d'un animal, ou celui qui s'en sert, pendant qu'il est à son usage, est responsable du dommage que l'animal a causé, soit que l'animal fût sous sa garde, soit qu'il fût égaré ou échappé.

Article 475 du Code pénal. — Seront punis d'amende, depuis 6 francs jusqu'à 10 francs inclusivement, ceux qui auront excité ou n'auront pas retenu leurs chiens lorsqu'ils attaquent ou poursuivent les passants, quand même il n'en serait résulté aucun mal ni dommage.

Article 479 du Code pénal. — Seront punis d'une amende de 11 à 15 francs inclusivement, ceux qui auront occasionné la mort ou la blessure des animaux ou bestiaux appartenant à autrui, par l'effet de la divagation des fous ou furieux, ou d'animaux malfaisants ou féroces, ou par la rapidité ou la mauvaise direction ou le chargement excessif des voitures, chevaux, bêtes de trait, de charge ou de monture ; 2º ceux qui auront occasionné les mêmes dommages par l'emploi ou l'usage d'armes sans précaution ou avec maladresse, ou par jet de pierres ou d'autres corps durs.

QUELQUES OBSERVATIONS SUR LA LOI SANITAIRE

Depuis le mois d'octobre 1884, jusqu'au mois de mars 1885, une véritable épizootie de rage a sévi dans le département du Var. M. le docteur Chassinat d'Hyères, a adressé à l'Académie de Médecine un mémoire relatif à cette épidémie. L'honorable docteur cite un grand nombre de faits très intéressants, entre autres, le cas d'un chien enragé parcourant plus de 100 kilomètres en moins de vingt-quatre heures.

Des arrêtés contre les chiens-errants furent pris à Hyères, en octobre 1884, à Toulon au mois de novembre de la même année. M. le Préfet du Var dut intervenir lui-même en mars 1885 pour arrêter la propagation de cette terrible maladie.

Le mémoire de M. le docteur Chassinat a reçu à l'Académie de Médecine l'accueil le plus bienveillant; il a de plus donné lieu à une longue discussion de laquelle il résulte que les principales prescriptions de la loi Sanitaire sont généralement exécutées de la façon la plus déplorable.

« Le règlement d'administration publique prescrit, dit M. Leblanc : 1° la défense de laisser circuler sur la voie publique tout chien non muni d'un collier portant les noms et demeure de son propriétaire ; 2° l'abatage immédiat des chiens conduits en fourrière, s'ils ne portent pas le collier réglementaire. Ceux qui en sont pourvus ne seront sacrifiés qu'au bout de 3 jours pour laisser au propriétaire le droit de les réclamer ; 3° la faculté laissée aux autorités locales d'imposer aux propriétaires de tenir les chiens en laisse ; 4° la conduite que doit tenir le Maire quand un cas de

rage a été constaté dans sa commune ;
5° la marque obligatoire des animaux herbivores mordus par un animal enragé et
la défense de livrer la chair à la consommation avant un délai fixé par l'autorité
locale et jamais moindre de six semaines ;
6° la permission d'utiliser la peau des animaux morts ou abattus, après désinfection
dûment constatée. »

La plupart du temps et dans beaucoup
de départements, si ce n'est dans tous, les
chiens suspects de rage ou enragés sont
abattus sans que l'autopsie sait faite ; les
chiens mordus ou suspects d'avoir été
mordus ne sont pas abattus et on impose
aux propriétaires une séquestration illusoire et trop courte.

Généralement les autorités administra-
tives attendent que les plaintes soient
nombreuses pour prendre des arrêtés. Il
est alors souvent trop tard.

On voit souvent des chiens qui à la
suite de morsures auraient dû être abattus
comme suspects. On ne l'a pas fait, ces
chiens sont devenus enragés et ont occa
sionné ensuite de nombreuses victimes.
M. Leblanc cite le fait suivant. Le chien
d'un berger avait été mordu par un animal
enragé ; il fut cependant conservé sans que
le maire de la commune se préoccupât des
dangers qu'offrait sa présence au milieu

d'un troupeau de 80 bêtes bovines. Au bout de trois semaines environ, l'animal se mit à mordre avec une ardeur inaccoutumée les bêtes confiées à sa garde, puis il s'en prit au berger. Plus du tiers du troupeau succomba avec les symptômes bien caractérisés de la rage.

Les faits de ce genre ne sont pas rares et les vétérinaires ne cessent de se plaindre de l'inertie des autorités locales.

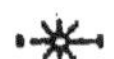

En 1883, l'on a constaté dans 34 départements un total de 490 cas de rage canine, 52 de rage bovine, 4 de rage des solipèdes, 110 de ragine ovine.

En 1884, les cas de rage ont été nombreux, mais le Ministre a refusé de faire la même statistique.

« A Paris de 1882 à 1884, le nombre des cas de rage canine et celui des personnes mortes à la suite de morsures a décru dans de notables proportions. On peut attribuer ce résultat à une plus sévère observation des règlements sanitaires.

« Les déclarations ont été faites plus régulièrement, et les commissaires de police ont veillé plus strictement à l'abatage des animaux mordus ou suspects de l'avoir été ».

Années	Cas de rage canine	Animaux mordus	Personnes mordues	Cas de rage humaine
1880	294	538	68	5
1881	615	729	156	17
1882	276	294	67	11
1883	182	193	45	6
1884	301	275	45	3

※

Dans les principales villes, un grand nombre de chiens ne sont généralement pas déclarés : ce sont en grande partie des chiens errants non pourvus du collier.

C'est parmi ces chiens que la rage fait de nombreuses victimes. La première mesure à prendre serait donc de faire disparaître ces animaux.

A Paris en 1880 on a conduit en fourrière 4.562
1881   »   4.365
1882   »   3.288
1883   »   4.094
1884   »   4.348
chiens errants, non déclarés à la Mairie.

Quant aux chiens imposés en 1885, l'on a compté à Paris :
Chiens de 1re catégorie 45.948
Chiens de 2e catégorie 23.820

———

Total.... 69.768 rapportant 579.460 fr.

Il existe une autre cause qui favorise le développement de la rage, c'est l'absence de déclaration par les propriétaires.

Il est très-rare que le propriétaire d'un chien enragé ou seulement suspect, fasse la déclaration prescrite par la loi. D'ordinaire, en effet, il se contente de faire abattre son chien.

Il en serait bien autrement si la déclaration prévue par la loi sanitaire était faite. Dans ce cas, c'est la police municipale qui a mission d'agir. Par ses ordres, le chien enragé ou seulement suspect sera immédiatement abattu, et de plus il sera fait une enquête qui fera connaître si d'autres animaux n'ont pas été mordus par le chien malade.

Il arrive parfois que la déclaration légale est faite, mais les maires n'osent agir, de peur de mécontenter leurs électeurs ; d'autres fois, ils agissent mais alors trop tardivement.

« Il suffit de connaître les résultats obtenus dans certains pays, où l'on applique d'une façon stricte les lois sanitaires, pour être convaincu qu'on peut en France atteindre le même but.

En ce qui concerne la rage, je citerai la ville de Berlin, où les cas sont devenus très-rares. M. Bouley a affirmé même que la maladie avait disparu depuis un an. En dehors des mesures indiquées dans la loi française, on a rendu le port de la muselière obligatoire. Dans le grand duché de Bade, où l'organisation du service des épizooties peut servir de modèle, depuis deux ans il n'y a pas eu un cas de rage.

Dans les cinq années précédentes, les cas constatés l'ont été sur des chiens étrangers au grand duché. Le dernier chien enragé appartenait à un diplomate venant tout droit de Paris.

On peut donc affirmer que l'application des lois concernant la police sanitaire peut prévenir le développement de la rage, il ne s'agit que de vouloir. »

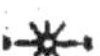

L'Académie de Médecine, justement émue de l'accroissement notable des cas de rage et de la mauvaise éxécution des mesures de police sanitaire relatives à cette maladie, avait chargé un de ses membres, M. Leblanc, vétérinaire, de rédiger sous forme de rapport les réformes qu'il convenait d'adresser à ce sujet au ministre.

La discussion du rapport du M. Leblanc, eut lieu le 8 décembre 1885. Celui-ci demandait :

1° L'exécution stricte des articles de la loi du 21 juillet 1884 et du règlement d'administration publique visant la rage, spécialement de ceux qui prescrivent la déclaration des cas de rage, l'abatage des animaux mordus, le port du collier réglementaire et la mise en fourrière des chiens errants.

2º De rendre générale et uniforme l'organisation du service des épizooties déclaré obligatoire par l'article 38 de la loi et placer ce service sous la direction d'un vétérinaire départemental.

3º Enfin de faire cesser l'ajournement de l'article 12.

M. Dujardin-Beaumetz soutint les conclusions de M. Leblanc, seulement, dit-il, dans la pratique, ces mesures sont difficiles à appliquer. Chargé depuis cinq ans, comme membre du Conseil d'hygiène, de présenter à ce sujet des rapports sur tous les cas de rage humaine qui se produisent dans le département de la Seine, M. Dujardin a maintes fois eu l'occasion de s'occuper de cette question.

La rage étant une maladie contagieuse, il en résulte que si, par des mesures de police, on empêchait, pendant un certain temps, les chiens d'être mordus par des animaux enragés, la rage devrait disparaître à moins de nouvelles importations : c'est ce qui est arrivé à Berlin et dans le Grand-Duché de Bade où la maladie s'est éteinte grâce à l'application sévère et rigoureuse des règlements de police.

A Paris en 1881, il y a eu 17 cas de rage humaine ; en 1882, il y en a eu 11 ; et 6 en 1883 : il y avait donc une amélioration très-satisfaisante. Malheureusement à partir de 1884 l'application des mesures devint moins rigoureuse; dès lors le nombre des animaux enragés s'accrut et proportionnellement le nombre de personnes mordues. Ainsi dans les quatre premiers mois de 1885, il y a eu à Paris 20 personnes mortes de rage.

✳

Par rapport à la maladie que nous étudions, les chiens peuvent être divisés en trois classes : le chien qui vit avec ses maîtres; celui-ci sort toujours accompagné ou tenu en laisse; le chien du boutiquier qui a bien un maître et un domicile, mais qui est laissé en liberté dans les rues; enfin le chien absolument errant, celui qui n'a pas de domicile, pas de maître et que l'on voit de bon matin cherchant dans les tas d'ordures sa nourriture.

Ces dans ces deux derniers groupes, et surtout parmi les chiens errants, que la rage fait le plus de victimes et cela se comprend aisément, ces chiens étant en liberté dans les rues et sans surveillance.

Le chien tenu en laisse ou accompagné, s'il est mordu, recevra immédiatement des soins, sera surveillé ; et dès les premiers symptômes de la maladie un vétérinaire sera appelé et l'abatage du chien empêchera la rage de se propager.

Il n'en est plus de même chez le chien de boutiquier et surtout chez le chien-errant.

C'est donc contre ces derniers que toute l'attention de l'autorité doit être appelée.

A cette opinion, l'on a opposé ce qui se passe à Constantinople où la rage est extrêmement rare. Mais à Constantinople il n'y a pas chiens-errants.

« Les chiens de Constantinople, maîtres de la rue, protégés par des lois qui punissent sévèrement tous ceux qui les blessent et qui les frappent, vivant des immondices et de la charité publique — sont les chiens les plus malheureux de l'Europe et l'on peut affirmer qu'il n'est pas un de ces animaux marchant sur ses quatre pattes, tellement les morsures les ont rendus boîteux. Mais la police sévère que font les chiens, chacun pour leur cantonnement, empêche tout autre chien de vivre dans la rue et même d'y passer, et lorsque les bergers des hauts plateaux de l'Asie viennent à Stamboul avec les molosses qui servent à la garde de leurs troupeaux, ce n'est que collés contre leurs maîtres et tenus en laisse que ces animaux de force colossale peuvent parcourir les rues de la ville. Il en est de même de l'Européen qui arrive avec son chien, et ce dernier ne quitte pas d'une semelle les pas de son maître, tant sa peur d'être dévoré par les autres chiens est grande.

Ces conditions expliquent comment la rage est si rare à Constantinople, car cette maladie ne pouvant être importée que par des animaux étrangers à la ville, ceux-ci par les conditions qui leur sont faites, sont toujours surveillés et tenus en laisse. »

Pour faire disparaître les chiens-errants, l'on a proposé plusieurs moyens : la muselière, l'émoussement des dents, la surveillance du payement de l'impôt, l'application rigoureuse des règlements de police, etc., etc.

Bouley, Reynal, Herwig se montrent partisans *de la muselière.* Je considère cette mesure comme un moyen efficace contre la propagation de la rage « puisque cette maladie ne peut être communiquée que par inoculation, que les chiens muselés étant rendus par ce fait incapable de mordre, il serait impossible à ceux dont la rage s'emparerait, dans le moment qu'ils porteraient la muselière, de faire la blessure nécessaire pour inoculer leur bave devenue virulente. Mais pour que cette efficacité soit réelle, des conditions qu'on ne rencontre pas toujours dans la pratique sont indispensables. La première de toutes, c'est que ce ne soit pas un moyen tout factice, et que l'appareil adapté autour de la tête des chiens les empêche réellement de se servir de leurs dents pour faire des morsures.

Les propriétaires s'ingénient toujours, par commisération pour leurs chiens, à rendre la muselière le moins possible une cause de contrainte et même de gêne. Pour que la muselière constituât une garantie sérieuse contre les morsures, il faudrait donc l'autorité ne se contentât pas de la prescrire, mais qu'elle imposât un modèle déterminé et qu'elle en exigeât l'application. A ce sujet, la muselière dite à panier me paraît la préférable.

Il ne faudrait pas non plus que le port de la muselière étant prescrit dans les villes, les chiens en restassent exempts dans les banlieues et dans les villages des environs ; il est clair que ceux-ci, continuant à jouir de toute la liberté de leurs mâchoires, pourront, s'ils deviennent enragés, aller distribuer leurs morsures, par les rues des villes où le musellement est ordonné, et qu'ainsi tout le bénéfice de cette mesure se trouvera perdu.

Par la muselière on ne vise pas tant à empêcher le chien de mordre l'homme qui, au moins, est ainsi préservé dans la rue, que d'empêcher les chiens de se mordre entre eux et de s'inoculer le virus.

Il n'y a que quelques zoophiles outrés qui ont prétendu que l'usage de la muselière a pour effet de provoquer la manifestation d'un grand nombre de cas de rage. Les faits manquent pour étayer un tel raisonnement. Certes, il y a des chiens qui n'aiment pas la muselière, qui deviennent même furieux quand on la leur met ; mais jamais ni la colère, ni la douleur n'ont produit un cas de rage. »

L'*émoussement* des dents de tous les chiens, afin de les empêcher de mordre, est une mesure illusoire, car avec leurs tronçons de dents, ces animaux peuvent souvent donner lieu à des blessures plus dangereuses que de franches morsures.

Je ne suis pas très partisan de la *tenue en laisse*, attendu que de cette manière l'on n'empêche pas les chiens de se mordre entre eux ou de mordre les personnes. Le chien s'échappe facilement de la main qui le conduit, surtout si c'est celle d'un enfant. La laisse empêche le chien de courir librement, elle est un embarras pour le propriétaire, et, dans les rues fréquentées, elle entrave la circulation des passants.

L'on a beaucoup discuté sur la *taxe municipale* à payer pour les chiens.

Les uns ont considéré cette taxe comme inutile, d'autres comme injuste, d'autres enfin voudraient la voir plus élevée. Je me range à cette dernière opinion surtout en ce qui concerne le chien de luxe.

A mon avis la *perception rigoureuse* de l'impôt et *l'application des arrêtés* de police tels que saisie et abatage de tout chien ne portant pas le collier réglementaire, déclaration selon l'article III de la loi sanitaire etc., sont les seuls moyens de faire disparaître les chiens errants.

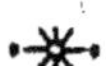

M. Le Fort, membre de l'Académie de Médecine, avait proposé à cette Société un procédé très-simple pour la surveillance du payement de l'impôt.

Le maître d'un chien, à peine muni de la quittance du percepteur, se présente à un bureau spécial où on lui délivre une médaille portant le millésime de l'année. Cette médaille est fixée au collier réglementaire. — Sa forme peut varier chaque année.

Moi-même j'avais proposé, il y a déjà plus d'un an, un procédé à peu près identique. L'on remettra à toute personne payant l'impôt d'un chien, une médaille. Tout chien non muni de cette médaille au collier réglementaire sera saisi. La forme de cette médaille de garantie, variera chaque année ; elle pourra être ronde, carrée,

triangulaire, ovale, etc., etc. De la sorte,
il sera toujours facile à un agent de police
de s'assurer si une médaille est bien celle
de l'année.

Cette mesure, qui est appliqué dans le
Grand Duché de Bade, peut être introduite
chez nous sans le secours de la loi, il suffit de l'indiquer dans le règlement d'administration publique et il appartient à M. le
Ministre de l'agriculture de l'y placer.

Que l'application des règlements destinés à prévenir le développement de la rage
soit difficile, je l'accorde ; mais elle n'est
assurément pas impossible pour peu que
l'administration le veuille bien, et y mette
quelque énergie.

La faiblesse de l'autorité est seule cou-
pable de l'inobservation de la loi et des règlements ; ceux-ci ont prescrit des mesures excellentes, qui empêcheront absolument la rage, du jour où l'on voudra les
exécuter.

« M. Dujardin-Beaumetz se flatte que le
système d'inoculations préventives, imagi-
né par M. Pasteur, suffira pour nous préserver de la rage. Quelque confiance que
ce système puisse inspirer, il sera toujours d'une application extrêmement difficile, sinon impossible, pour la généralité

des chiens. Quelques personnes riches seulement n'hésiteront pas peut-être à laisser pratiquer 13 inoculations rabiques à leur chien ; mais quand il faudra pratiquer ces inoculations à tous les chiens, je me demande comment on y arrivera. »

Quant à la répression par les tribunaux des personnes dont les chiens enragés ont mordu les passants, je crois devoir faire observer que tant qu'il n'y a pas mort d'homme, ce qui est heureusement le cas le moins fréquent, cette répression n'est jamais sérieusement efficace.

L'article 463 du Code pénal, toujours applicable en pareil cas, rend cette répression insuffisante ; les prévenus en sont quittes pour des amendes de 10 francs, 50 francs au plus ; une condamnation à la prison est un exception excessivement rare.

⁕

L'Académie de Mécecine considérant l'accroissement notable des cas de rage, a pensé dans sa séance du 8 décembre, qu'il y avait lieu de solliciter de M. le ministre de l'agriculture l'application des mesures suivantes : »

1° Assurer l'exécution stricte des articles de la loi du 21 juillet 1881 et du règlement d'administration publique visant la rage, spécialement de ceux qui prescri-

*vent la déclaration des cas de rage, l'aba-
tage des animaux mordus, le port du collier règlementaire et la mise en fourrière
des chiens errants.*

*2° Ajouter au port du collier, l'obliga-
tion d'y attacher une médaille délivrée
par l'autorité le jour de la déclaration
prescrite pour le payement de l'impôt et
renouvelable chaque année.*

*3° Rendre générale et uniforme l'orga-
nisation du service des épizooties déclaré
obligatoire par l'article 38 de la loi et
placer ce service sous la direction d'un vétérinaire départemental, assisté d'un
nombre limité de vétérinaires canto-
naux.* »

Le 5 janvier 1886, M. le ministre de l'a-
griculture adressait aux préfets la circulaire suivante :

Monsieur le Préfet,

Les renseignements transmis chaque mois
à mon administration par les agents du
service départemental des épizooties établissent qu'il est constaté mensuellement de 100
à 150 cas de rage canine, et ce chiffre ne
comprend certainement qu'une partie des
chiens enragés, car, en général, la déclaration
prescrite par la loi n'est pas faite, et l'autorité
n'a connaissance que des cas dans lesquels
l'animal est abattu sur la voie publique après
avoir causé déjà des accidents.

La rage est donc, en France, dans une période de recrudescence générale et elle prend des développements qui deviennent inquiétants pour la sécurité publique : le nombre de personnes mordues s'est accru dans des proportions considérables, et sans parler des décès qui se sont produits dans ces derniers mois à la suite de morsures de chiens enragés, plus de cent personnes sont déjà venues réclamer les secours de M. Pasteur, depuis l'époque toute récente à laquelle il a commencé à appliquer à l'espèce humaine sa merveilleuse méthode d'inoculation préventive de la rage.

Aussi l'Académie de Médecine s'est-elle émue de cette situation et a-t-elle cru devoir la signaler à l'attention des pouvoirs publics. Elle a reconnu d'ailleurs, dans la discussion à laquelle elle s'est livrée, que nos règlements sur la matière donnaient à l'autorité tous les moyens d'arrêter tous les progrès du mal, et elle a fait remarquer que dans plusieurs pays voisins où la législation sur ce point est identique à la nôtre, mais où les prescriptions en sont rigoureusement observées, cette redoutable affection avait aujourd'hui disparu ; aussi attribue-t-elle uniquement la progression du nombre d'accidents rabiques à l'inexécution des dispositions de la loi du 21 juillet 1881 et du décret du 22 juin 1882.

Je partage entièrement l'avis de l'Académie et j'ai pu constater, d'après les informations qui me sont parvenues, que la vigilance des autorités s'était partout relâchée et que les prescriptions de la loi tendaient encore à passer à l'état de lettre morte.

Non seulement la déclaration n'est pas faite, mais des mesures insuffisantes sont prises pour l'abatage immédiat de tous les chiens qui ont été mordus ou roulés par un chien enragé. Dautre part, le nombre des chiens errants, qui sont les véritables propagateurs de la rage, s'est multiplié dans d'énormes proportions et, sauf dans les communes, où à la suite d'accidents, tout récents, les maires ont interdit la circulation des chiens non tenus en laise, on voit ces animaux divaguer en toute liberté, sans être même porteurs du collier réglementaire.

Je vous prierai donc de vouloir bien faire afficher à nouveau dans toutes les communes de votre département, le texte des articles 3 et 10 de la loi du 21 juillet et 51 et 52 du décret du 22 juin 1882. Vous voudrez bien faire mentionner en même temps les pénalités que la loi porte contre ceux qui ne se conformeraient pas aux prescriptions de ces articles, et rappeler que ces pénalités sont indépendantes des actions civiles ou pénales qui pourraient être intentées contre les propriétaires des chiens, en raison d'accidents que ces animaux auraient causés.

Je vous serai obligé, en outre, d'appeler particulièrement l'attention des maires sur la nécessité de la déclaration, non seulement des cas de rage manifestes, mais même des cas de simple suspicion, car ce n'est que par cette déclaration que l'autorité peut être mise à même de prendre en temps utile les mesures de précaution nécessaires, et vous leur demanderez de faire dresser procès-verbal contre tous ceux qui ne se soumettraient pas à cette obligation. Vous leur prescrirez aussi de faire procéder à une enquête, chaque fois qu'un cas de rage aura été constaté dans leur commune, à l'effet de rechercher et de faire immédiatement abattre tous les chiens mordus ou simplement roulés, et vous leur rappellerez qu'ils n'ont, en semblable circonstance, à tenir compte d'aucune opposition ni d'aucune résistance.

Enfin, vous les inviterez à faire exercer une surveillance constante dans leur commune, afin d'assurer la saisie de tout chien errant ou de tout chien non muni du collier réglementaire, et à donner les ordres nécessaires pour que ces animaux soient toujours sacrifiés dans les délais fixés par le règlement d'administration publique du 22 juin 1802.

Je vous prierai de vous faire rendre compte, à intervalles assez rapprochés, de la manière dont vos instructions sont suivies, et de réclamer le concours de tous les agents de l'autorité pour en assurer l'exécution. Je vous demanderai d'appeler aussi l'attention des magistrats du parquet sur le haut intérêt qui s'attache, dans les circonstances présentes, à ce que toutes les infractions commises aux dispositions de notre nouvelle législation sanitaire relatives à la rage soient sévèrement réprimées.

Recevez, Monsieur le Préfet, l'assurance de ma considération la plus distinguée.

« *Le Ministre de l'Agriculture,*

« GOMOT. »

DU REFUGE DES CHIENS OU FOURRIÈRE

Si les cas de rage sont devenus aussi fréquents depuis quelques temps, cela tient à mon avis à trois causes principales :

1° Au défaut d'une bonne organisation concernant la police sanitaire des animaux ;

2° A la non-exécution des articles de la loi du 21 juillet et du règlement l'administration publique visant la rage ;

3° A la mauvaise organisation de la fourrière dite refuge des chiens.

I. — D'après l'article 38 de la loi sanitaire, un service des épizooties est établi dans chaque département, en vue d'assurer l'exécution de la loi sur la police sanitaire des animaux.

Dans la plupart des départements, ce service des épizooties est établi de la façon la plus déplorable. Actuellement, dans tel département, il n'existe qu'un vétérinaire départemental ; dans tel autre un vétérinaire déparmental et deux ou trois vétérinaires d'arrondissement ; dans tel autre encore, une trentaine de vétérinaires sanitaires, ou même tout le monde est chargé du service des épizooties, ce qui est la négation de ce service : si bien qu'il arrive souvent qu'un département ayant un service vétérinaire suffisant, est entouré de plusieurs autres départements où il n'en existe pas du tout ou à peine. Il est inutile d'insister pour établir combien est déplorable une pareille organisation.

II. — J'ai déjà démontré que la loi et les règlements en ce qui concerne la prévention de la rage sont admirablement faits et très complets. Ce qui manque, ce n'est donc pas la législation, mais l'exécution des mesures prescriptes par la loi.

III. — L'article 52 du règlement d'administration publique, sur la police sanitaire des animaux, dit que les chiens trouvés sans collier sur la voie publique et les chiens errants seront saisis et mis en fourrière.

Mais quelle doit être la disposition de cette fourrière, véritable refuge des chiens: voilà ce qu'aucune circulaire ministérielle n'a indiqué jusqu'à ce jour.

Dans la plupart des villes de France et notamment à Nice, la fourrière des chiens errants comprend uniquement une vaste salle où sont mis pêle-mêle tous les chiens capturés. Si parmi ces derniers, il s'en rencontre un atteint de rage — et ce cas doit s'observer assez souvent — ce chien malade trouvera facilement autour de lui de quoi assouvir sa fureur.

Un tel établissement ne peut donc être considéré que comme une « *manufacture de chiens enragés.* »

Une personne vient demander son chien au directeur de la fourrière; sans s'occuper outre-mesure si le chien réclamé a été mordu ou non, on le rend immédiatement à son propriétaire moyennant l'indemnité ordinaire. On expose ainsi le public à courir les plus grands risques de contracter une maladie grave et mortelle. De plus, par le système de la fourrière, on propage encore davantage la rage.

Il convient de faire exécuter à la lettre l'article 52 du règlement d'administration publique concernant la police sanitaire des animaux. Tout chien trouvé sans collier sur la voie publique ou muni seulement d'un collier ne portant pas les noms et demeure de son propriétaire, sera saisi et abattu sans délai. Les chiens portant le collier réglementaire seront conservés cinq jours francs, après quoi, s'ils ne sont pas réclamés par leur propriétaire, ils seront abattus.

Le moyen est cruel, sans doute ; mais combien plus cruelles les conséquences possibles de l'apitoiement. « Plus on fera de victimes parmi les chiens inoculés de la rage, dit M. Bouley, et plus on diminuera, avec les dangers de la maladie, le nombre des victimes humaines qui sont livrées toutes les années à la contagion. »

·✳·

Un refuge de chiens bien construit devrait posséder en dehors des cours, jardins, infirmerie, etc., un nombre suffisant de compartiments pour pouvoir contenir séparément chaque chien capturé et porteur du collier réglementaire ; les autres chiens devant être abattus immédiatement.

La voiture destinée au transport des chiens capturés devrait être munie d'un compartiment assez vaste pour pouvoir contenir plusieurs chiens ensemble. C'est dans cette division que l'on mettrait les animaux enragés et les suspects. — Plusieurs autres cages seraient réservées à loger séparément les chiens munis du collier réglementaire, mais non muselés ou non tenus en laisse. Ceux-là seuls seront mis en fourrière et conservés pendant quelques jours.

Dans ces conditions il ne sortirait du refuge des chiens que des animaux absolument indemnes de rage.

Plusieurs cynophiles trouveront les mesures que je viens d'indiquer à la hâte, trop cruelles et trop violentes. Dans un grand nombre de cas, l'on dira que le chien est pour l'homme plus qu'un animal, que c'est un être auquel on est attaché

par un sentiment affectueux, qu'il est souvent de la famille, etc. Malgré ces argu-
ments, on ne saurait cependant trop re-
commander l'application des mesures de
police. La loi, à cet égard, doit faire violence aux sentiments.

·✳·

Au Congrès international des Sociétés
protectrices des animaux, tenu à Bruxelles
juin et juillet 1880, il avait été décidé que
toutes les les Sociétés protectrices cher-
cheraient à obtenir de l'administration de
la ville où elles étaient établies, le mandat
de veiller à la capture et à la mise à mort
des chiens errants, c'est-à-dire d'être chargée de la direction immédiate de la fourrière des chiens. On avait constaté que la
capture et la mise à mort des chiens sans
muselière étaient dans la plupart des
villes, effectuées avec la plus révoltante
cruauté. Il a paru évident qu'il n'y aurait
pas d'amélioration possible, tant que cette
capture serait opérée par des hommes gui-
dés seulement par l'appât du salaire à per-
cevoir, et ne s'intéressant aucunement aux
animaux qui leur étaient confiés. Dans
cette conviction, la Société protectrice de
Philadelphie (Amérique) résolut de s'a-
dresser au Conseil municipal de cette
ville ; elle le sollicita de s'en remettre à
elle pour la capture des chiens, prenant

l'engagement de remplir cette tâche avec conscience et loyauté.

Toutes choses ayant été pesées, la proposition de la Société fut acceptée, et la ville de Philadelphie lui accorda une allocation annuelle équivalente à la somme inscrite au budget de la ville pour l'entretien de la fourrière municipale. En outre la municipalité concédait à la Société un vaste terrain pour y bâtir une fourrière.

Aussitôt un bâtiment peu coûteux fut élevé, comprenant de nombreux chenils, des cours, des salles pour asphyxier les chiens, etc., etc.

Les procédés pour la capture, la garde et la mise à mort des chiens, subirent de profondes modifications. Jusqu'alors, on s'était servi pour la capture, d'un lasso, système barbare qui étranglait le chien en le saisissant. Au lasso, on a substitué des filets, lesquels généralement ne causent aucune souffrance à l'animal.

La charrette destinée au transport des chiens jusqu'à la fourrière a été munie de ressorts et comprend plusieurs compartiments.

A la fourrière, le chien est traité sans brutalité et reçoit la nourriture deux fois par jour.

Lorsque le chien n'est pas racheté au bout d'une semaine, il est mis à mort par asphyxie au moyen de l'oxyde de carbone.

Il est à remarquer que, en choisissant l'asphyxie pour la mise à mort des chiens, on ne diminue pas seulement, autant que possible, les souffrances physiques, mais aussi l'inquiétude mentale que l'appréhension de la mort ne peut manquer de causer à un animal aussi intelligent que le chien. Celui-ci ne sait évidemment pas ce que c'est que la mort, mais lorsqu'il se trouve dans une circonstance inquiétante, en dehors du courant ordinaire de ses habitudes, comme, par exemple, d'être renfermé dans un lieu inconnu, il devient anxieux et paraît pressentir quelque chose de funeste dont il ne comprend pas la nature. Aussi, pour éviter cette angoisse dernière, la Société de Philadelphie a voulu que l'on cherchât à familiariser les chiens avec la chambre d'asphyxie, en les invitant à y entrer dès les premiers jours, et en y plaçant de la nourriture, de manière que lorsqu'ils sont finalement renfermés pour y être asphyxiés, ils n'éprouvent aucune appréhension.

Le chien est rendu gratuitement à son maître, lorsque les circonstances paraissent justifier une telle concession, comme, par exemple, lorsqu'un chien est le gagne-pain de son maître, ou lorsque c'est un chien d'aveugle.

L'entretien de chaque chien et de sept centimes par jour.

✳

Il serait à souhaiter que toutes les Sociétés protectrices des animaux obtinssent de la part des municipalités la direction de la fourrière des chiens, de manière à pouvoir alléger ainsi quelques-unes des souffrances d'un des plus nobles animaux que Dieu ait créés après l'homme.

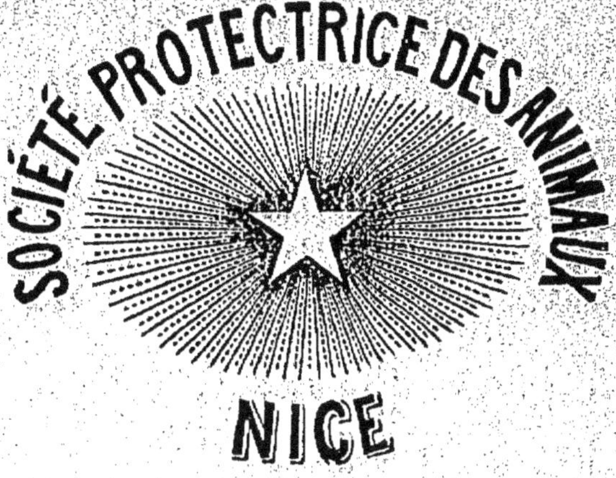

Président honoraire :

M. LE PRÉFET DES ALPES-MARITIMES.

Vice-Président honoraire :

M. LE MAIRE DE NICE.

Comité pour 1886

MM. LE COMTE DE BÉTHUNE, Président.

HARRIS J.-C. }
CARY Pierre } Vice-Présidents.

BEHNE Edgar, Secrétaire.

STEINBRUCK, Trésorier.

GURNEY Cecil.

BERGEON.

Le Baron DE BERNOUILLY.

BOUNIN DE SARRAUTON.

Le Colonel EVANS.

FAMA Charles.

MM. Polson Georges.
    Le Chevalier Ratti.
    Sauvaigo.
    Schropp.

COMITÉ DES DAMES

Présidente honoraire :

Mme Catusse.

Vice-Présidente honoraire :

Mme Gilly.

Membres du Comité :

Mme Malacria, présidente.
Mlle Guibout de Santeuil, secrétaire.
Mmes la Comtesse de Chambrun.
    Chailliey.
Mlle Cox.
Mmes la Marquise d'Ely.
    Evans.
    De Flacourt.
    Gondoin.
    Méja.
    De Montigny.
    La Comtesse de Robiglio.
    De Valdrome.

TABLE DES MATIÈRES

IMP. AB. VITERBO, 14 ET 16, RUE HALÉVY, NICE